統合失調症
うつ病の
作業療法の進め方

著 堀田 英樹（国際医療福祉大学成田保健医療学部作業療法学科）

中山書店

はじめに

　近年、精神科医療に関する世界で、実にさまざまなことが大きく変化してきている。そのなかで、作業療法に関連すると思われることをいくつか挙げてみたい。

　まずは、リスペリドンに端を発する「非定型抗精神病薬」の大きな進歩に伴い、かつてよりもずっと、患者の症状改善が望めるようになってきていることを実感している。

　また、精神科作業療法の対象者の割合を疾患別にみると、統合失調症が減少し、かわってうつ病をはじめとする気分障害が増加してきている。さらにそのうつ病に関して、従来の「うつ病」とはタイプの異なる、いわゆる「新型（現代型）うつ病」なるものの概念が広まっている。

　加えて、新たな治療理論の提唱や「○○療法」の登場により、それらを取り入れたプロジェクトが立ち上げられるなかで、作業療法士自身がもつ「作業療法」そのものの概念もどんどん変わっているように感じる。

　こういった変化は当然、作業療法の実践にも大きな影響を与えることになる。そんな状況をふまえ、このたび、前著『統合失調症の作業療法の進め方』に上記の点をメインとする加筆や修正を入れた本書を発刊することになった。

　作業療法の臨床場面で日々実践を積まれている作業療法士の方々は、目まぐるしく変わる医療制度や治療理論、概念などの変化に、ついていこうと尽力しつつも、戸惑ったり迷ったりすることも多いのではないかと思う。

　現在、教育・研究・臨床（こちらは残念ながら割合として少ないが）の場において作業療法士として活動している筆者は、どこにおいても「以前とは違う、新しい、聞き慣れない・見慣れない」事象に直面しては迷い、自問自答する毎日を送っている。

　しかし同時に、いや、以前と変わらず、改めて強く感じていることがある。それは、作業療法において「必須基礎知識」「科学的視点」「根拠」は外せない、ということである。社会の変化に応じて作業療法を取り巻くさまざまなことに変化が生じるのは当然のことである。しかし、この3つは変わらずに、芯として持ち続けるべきものだと思っている。

　本書が、この3つの「芯」に基づいて書かれているという点において前著と変わらない。本書を手に取ってくださった方にも、「芯」を意識して読んでいただければと思う。

　最後に、本書発刊にあたり的確なアドバイスをいただいた多摩あおば病院の中島直先生、中山書店の岩瀬智子氏に御礼を申し上げて、筆をおくこととする。

　2018年7月

堀田英樹

目 次

統合失調症・うつ病の作業療法の進め方

堀田英樹
国際医療福祉大学成田保健医療学部作業療法学科

第1章 作業療法をはじめる前に

❶ 統合失調症・うつ病を対象とした作業療法 　2

　統合失調症患者と作業療法士のかかわり　2
　うつ病患者と作業療法士のかかわり　4

❷ 統合失調症・うつ病による精神症状の理解 　6

　統合失調症による精神症状　6
　うつ病による精神症状　12

❸ 統合失調症の概説 　16

　統合失調症の鑑別・診断　16
　統合失調症の症状　18
　統合失調症の病型分類　19
　統合失調症の予後・再発にかかわる要因　20

❹ うつ病の概説 　22

　うつ病の診断・鑑別・評価　22
　うつ病のタイプと症状　23
　Column● 新型うつ病の病態をあらわす概念　27

Lecture 精神科におけるチーム医療　28

第2章 作業療法のための情報の収集・評価

❶ 作業療法の過程および作業療法の理解 　32

　作業療法の過程　32
　作業療法評価の理解　32

❷ 作業療法評価のための他部門からの情報収集 　34

　作業療法処方箋の確認　34
　他部門からの情報収集　35

症例1 統合失調症患者に関する各種の情報収集の例　36

　Column● ウェクスラー成人知能検査（WAIS-Ⅲ）　39

❸ 作業療法開始前の面接の進め方 　40

　初回面接の環境設定と準備　40
　情報収集の方法　43
　面接時に生じた状況の変化への対応例　45
　面接の記録　48

症例1の続き 面接終了までの過程の例　50

❹ 作業療法評価のための観察・心理検査などの進め方　59

観察の項目と内容　59
心理検査、評価尺度を用いたテスト　61
Column ● 人格検査　62
作業活動による評価　64
肯定的側面、否定的側面の抽出と焦点化　66

第3章　作業療法の展開

❶ 作業療法の目標の設定と作業療法計画の立案　68

作業療法の目標の設定　68
作業療法計画の立案　68
急性期の作業療法計画の立案にあたって　68
回復期の作業療法計画の立案にあたって　73

❷ 作業療法の準備と作業活動への参加の促進　76

作業療法導入の準備　76
作業療法への参加の誘導　76
Column ● 日常生活に関する情報の収集　78

❸ 作業療法参加時の患者とのかかわり方と対応　80

作業療法参加時の患者とのかかわり方の基本　80
作業療法に参加した患者への対応　80
患者との言語的コミュニケーションのとり方　81
作業中に身体的な不調を訴える患者への対応　83
精神症状（病的体験）に伴う行動への対応　86
作業療法への参加の仕方の検討　91
Column ● 感情転移・逆転移　93

Lecture うつ病患者へ作業療法を遂行する際の注意　94
Lecture 統合失調症に対する薬物療法の理解　98
Lecture うつ病に対する薬物療法の理解　103

症例1の続き 陰性症状の改善を目的とした作業療法の展開　106

症例2 強迫行為のある統合失調症患者の作業療法の例　115
Column ● 退行　116

症例3 復職への不安が強いうつ病患者に対する作業療法の例　122

症例4 重大な他害行為をした患者の社会復帰を進めた
作業療法の例　132
Column ● 医療観察制度とその概要　137

❹ 集団活動への参加の促進　138

集団活動の意義　138

集団活動に参加した患者への支援　140

集団活動への参加の仕方の評価　142

❺ 作業療法計画の変更　144

作業療法計画の変更にあたって　144

短期目標達成後の作業療法計画の変更　144

Column ● demand（要求）と needs（必要性）の違い　145

症例5 demand と needs の違いを認め、作業活動を変更した例　146

❻ 退院後の生活を想定した作業療法の理解　151

作業療法士の役割　151

患者が退院するまでに克服すべき課題の予測　151

退院を控えた時期の作業療法士の視点　152

精神障害者保健福祉手帳　154

第4章 長期入院患者への作業療法の理解

❶ 退院を促される長期入院患者の理解　156

長期入院患者の現状　156

長期入院に至った患者の心理面の理解　157

❷ 長期入院患者の作業療法の適応　159

作業療法士の役割　159

退院を実現するための作業療法の目標　161

作業療法の方向づけ　162

作業療法士の視点　163

❸ 長期入院患者の就労支援と患者の選択　164

長期入院患者の就労支援の視点　164

長期入院に至った経緯の理解　164

就労と障害年金受給資格の喪失　166

「働くこと」の意味を考えた作業療法士の支援　166

❹ 作業療法士‒患者関係の終結時の支援　169

作業療法の終結の原因　169

作業療法士‒患者関係の終結にあたって　169

退院後の生活を考えた作業療法士の支援　170

❺ 終わりに―精神科作業療法の将来展望　173

参考文献　174

索引　175

第1章

作業療法をはじめる前に

① 統合失調症・うつ病を対象とした作業療法

　作業療法は、1965（昭和40）年6月に制定された「理学療法士及び作業療法士法」により、「身体又は精神に障害のある者に対し、主としてその応用的動作能力又は社会的適応能力の回復を図るため、手芸、工作、その他の作業を行なわせることをいう」と定義されている。作業療法士は、この法律に基づいた国家資格をもつ医療職である。

　作業療法において、もっとも重要な治療手段は「作業活動」（activity）であり、作業療法士は患者と作業を媒介としてかかわりながら治癒を目指していく。

統合失調症患者と作業療法士のかかわり

急性期からの回復過程での患者とのかかわり

　医師から作業療法が処方され、作業療法の対象となった患者が、いわゆる「急性期」から離脱していく過程にある場合、ときには幻覚や妄想などの陽性症状が顕著にみられる患者や、亜昏迷状態の患者もいる。そうした患者であっても、作業療法士は作業場面における患者の表出（反応）である「行動」や「言動」を中心に評価し、問題点となる行動をどのようにすれば改善できるかを考える。

　したがって、幻覚や妄想などの精神症状が患者自身の負担になっていない場合は、改善すべき問題点として取りあげることはない。

　すなわち、作業効率が高く、間違いもなく、何ら問題を生じない患者が、休憩時間や手を休めているときに幻聴を聞いていたり、他者に自分の妄想を話したりしていても、作業療法の積極的な治療対象とはならない。

　また、幻聴に絶えず悩まされている患者の場合には、作業することで少しでも幻聴に悩まされずにすむ時間がもてるならば、患者が興味をもって集中できる作業を提供することが作業療法の目標となる。

第1章　作業療法をはじめる前に

回復期にある患者とのかかわり

統合失調症の「回復期」にある患者への作業療法において大切なことは、QOL（生活の質）の視点からその患者にとって何が必要であるかを考えることである。

具体的には、作業療法に参加することによって生活リズムを維持することや、作業活動である程度の能力を評価したうえで、体得した技術を用いて趣味を広げ、作品の完成の喜びを感じてもらうことである。そして、集団活動を通じて他者との交流を広げ、楽しむことの体験、基礎体力の維持・改善などを目的としてかかわっていくことが重要である。また、就労に向けての準備や、作業所、授産施設など社会資源の利用につながるかかわりも必要である（166頁参照）。

長期入院患者の退院を実現するためのかかわり

統合失調症の急性期を脱しても、陰性症状（意欲の低下など）によって、退院して自宅で生活したり、就労したりすることが難しくなる人がいる。入院環境というのは保護的である一方で、「自分で何かをする」「自分で何かを決める」ということを極度に制限された環境であり、それに慣れてしまうと「自分で何かをする」「自分で何かを決める」ということができなくなりがちである。患者と十分に話し合い、患者自身が社会復帰することの意味を認識したうえで、具体的に目標を設定することが重要である。

また、社会復帰に向けてのかかわりにおいては、患者本人の評価とともに、退院後の生活についての具体的な検討も重要となる。すなわち、

● どこでどのように暮らすのか
● 仕事はするのか、するとしたらどのようなところで、どのような形態で働くのか

などを検討する。

また、家族の支えの有無は患者の退院後の生活に大きな影響を及ぼすため、家族との連携を密にし、患者への援助を依頼すると同時に家族のサポートも心がけていく。

3

うつ病患者と作業療法士のかかわり

急性期の患者とのかかわり

うつ病の「急性期」にある患者は、抑うつ状態が強いため臥床するなどして病室に引きこもりがちである。この時期の治療の原則は「安静」と「休養」とされている。しかし、患者は睡眠障害や強い不安、焦燥感のために、臥床していたとしても十分な休息をとれないことが多い。また、日中の活動量が少なすぎると、夜間に質のよい睡眠がとれなくなり、生活のリズムが乱れることになる。

このような患者に作業療法が処方された場合は、患者に強い負担をかけないように注意しながら働きかけ、患者が適度な活動を行うことでより健康的な日常生活を送ることができるよう援助する。うつ病には特徴的な症状として日内変動があるため、作業活動は患者が参加しやすい時

うつ病の回復段階における作業療法のポイント

	急性期	回復期・維持期
作業療法でターゲットとする問題点	強い抑うつ状態により閉じこもりがちになり、生活のリズムが乱れる	特徴的な思考や生活（行動）のパターンにより、うつ病を再発しやすい
目標	①作業活動に目を向けることで抑うつ的な思考から距離をおく時間ができる ②生活リズムが改善される	発病前の生活を振り返り、自分の思考・行動パターンを見直し、行動の調整ができるようになることで、再発を予防したり、慢性化を回避したりする
目標達成のための要素	①無心に身体を動かしていられること。ただし簡単すぎず、患者が集中して活動できること ②継続参加することで作業活動が毎日の生活スケジュール・習慣の一つに組み込まれるよう、患者が取り組みやすいものであること	退院後の生活をイメージし、練習が必要なことに関連した要素をもつ作業活動を選択する

（堀田英樹：うつ病に対する作業療法の考え方—精神症状・状態像の理解に基づいた臨床の展開. 作業ジャーナル 2008；42：126より）

第1章　作業療法をはじめる前に

間帯に行うとよい。

回復期・維持期の患者とのかかわり

　うつ病の「回復期・維持期」にある患者は、主として、退院後いかに再発を防ぎ社会生活を維持するかを考えて準備する時期にある。この時期の作業療法の主要な目的は、社会生活復帰のための準備、再発予防と慢性化の回避である。

　うつ病患者は、「うつになりやすい」認知や思考傾向をもち、それに基づく行動をとりやすい。そのため、退院しても再びうつ状態に陥る（再発する）可能性が否定できない。作業療法は、そうした傾向を劇的に変化させることをねらいとするのではなく、患者が自分自身の傾向を認識し、そのうえで現実の状況と折り合いをつけながら日常生活が送れるようになるための練習を役目とする。

　作業療法の形態は、個別の活動から集団での活動に移行する場合が多い。対人関係によるストレスからうつ病を再発するパターンが少なくないため、社会復帰後に予想される対人関係面での問題に対処するロールプレイやグループミーティングなどを行う場合もある。また、個別、集団を問わず、活動量を徐々に増やしていく。

5

② 統合失調症・うつ病による精神症状の理解

　精神科作業療法は、医師からの病状説明および処方箋のもとに活動を開始する。

　患者の状態に合った作業療法を行うためには、作業療法士としては最低限、医師の処方箋に書かれている精神症状を理解していなければならない。また、作業療法中の様子を医師や看護師にフィードバックする際にも、精神症状に関する知識が不可欠である。そのため、以下、基本的な精神症状に関する用語とその内容について概略を述べる。

統合失調症による精神症状

知覚の障害（幻覚）

　実在しない対象を知覚することで、各感覚器官に応じて幻視、幻聴、幻臭、幻味、幻触、体感異常に分けられる。統合失調症では、幻聴と体感異常が多くみられる。

- **幻視**：実際にその場所に存在しないものや人などが見えること。
- **幻聴**：聞こえるはずのない声などが聞こえてくること。

　内容は自分に対する悪口、批判、噂、命令などである。なかには雑音や何かの物音のこともある。

　声は特定の人や不特定の人、神様のお告げ、ときには電波やテレパシーとして出現する。

- **幻臭**：実際にはないにおいが感じられること。関係・被害妄想と関連して出現することが多い。また、自己臭妄想の場合、加害妄想と関連することがある。
- **幻味**：実際にない味が感じられること。被害妄想と関連して、幻臭とともに出現することがある。
- **幻触**：実在しない何かに自分の体を触られているように感じること。
- **体感幻覚**：身体疾患がないのに身体の内部、いわゆる内臓の感覚に関して異常を感じること。

思考の障害

思考過程の障害

- **思考途絶**：思考過程の中断で考えが突然止まる状態。

  会話をしていても、急に沈黙し、少しして話をはじめるがまた止めてしまう。患者は「頭の中が空になる、考えがなくなる」などと訴える。

- **思考滅裂**：脈絡や統一性のない思考により、まとまりのないわけのわからない話をする。たとえば、「彼らはわたしに対して、絶対的な究極は命を殺さないけれど、根本的な状態は、お互いの関係と同じなんです」などと、大まじめに話す。いかにも理屈っぽく聞こえるが、具体的に何を言おうとしているのかわからない。

  ひどくなると、たとえば「野菜、果物、食物、飲み物、手紙を出して、野菜…」と言ったりする（「言葉のサラダ」と呼ばれる）。

思考内容の障害（妄想）

思考の意味づけが誤っているのに、その人がその内容を確信し、ほかの人がそれは誤りであると説得しても、訂正できないものを妄想という。

患者は妄想をとおして自分を守ろうとし、不安を軽減しようとする。妄想の対象は、患者との心理的距離がある程度近い人やものである場合が多い。

感情の障害

- **感情鈍麻**：意志の発動性（自発性）とかかわりが深く、感情反応が減弱あるいは消失した状態で、大きな感情の変化を示さない。周囲の出来事にまったく無関心で、たとえば、
- 廊下に人が倒れていても、平気でその人をまたいで通る
- 身のまわりのことに無頓着になり、いくら汚れていても気にならないなどがみられる。
- **両価感情（両価性、アンビバレンツ）**：愛着と憎しみ、恐れと親しみなどの対極的な感情が同時に体験され、まとまらない感情の状態のことである。

- **情動易変、易刺激性**：ちょっとしたことで不機嫌になったり、激怒したりするのが情動易変で、それに基づいて衝動的な行為を起こすのが易刺激性である。

自我意識の障害

自我とは、知覚や認知、感情などの各精神機能を司る人格の中枢機関である。青年期になり自我境界（自分と他者との境界）ができると、自分と他者をはっきりと認識できるようになり、自我意識を体験する。

自我意識の障害は、統合失調症でよくみられる障害である。

能動意識の異常

自己の知覚、思考、行為など、すべての心的過程が自分のものであるという意識や「自分がしている」という能動意識が障害されると、外界の事物や出来事を見慣れていないもの、疎遠なものと感じ、現実感を喪失する。この場合、作為体験を経験することもある。

人は自分自身を認識する機能が障害されると、自他の区別がつけられなくなるので、不安や恐怖を感じ、他者との接触を避け、ひきこもるようになる。また、いきいきとした感情は失われ、日常生活そのものが苦痛に満ちたものとなる。

- **離人症**：自分の体験や感性を自分のことではないように感じ、まったく実感を伴わない。自分の身体も自分のものであるという実感がない状態。
- 自分が自分でなく別人になってしまった
- 自分が何をしようとしていたのかわからなくなった
- 自分の身体は自分のものではなく、他人のものだ
- 自分の手や足を自分で動かしている感じがしない
- 自分はここにいるのではなく、ただあるのだ
- 喜怒哀楽が感じられない
- 自分が行動し、考えていると思えない
- 満腹感や空腹感、重量感が感じられない
- 味がわからない

第1章　作業療法をはじめる前に

などと訴える。

- **作為体験**：他者が自分を操っていると感じる「させられ体験（作為体験）」も、能動意識の障害である。これには以下の思考体験の異常が含まれる。
- **思考吹入**：自分の考えではない考えが吹き込まれる。
- **考想奪取**：自分の考えが人に抜き取られる。
- **考想伝播**：相手のことを考えるとそれが相手に伝わる。
- **考想察知**：自分の考えがいつも見破られる。

単一性意識の異常

　単一性意識が障害されると、憑依体験や二重身体験を経験する。憑依体験は作為体験と説明される場合もある。

- **二重身体験**：自分の姿の一部、または全部を幻影像として見ること、あるいは実際には見えなくても、その気配を自分の身体の外に感じる体験である。幻視やたんなる表象であったり妄想であったりと、単一ではない。たとえば、
- 幻影像が不意にあらわれ、しばらく目の前にとどまってから消えた。輪郭はぼんやりし、スクリーンに映っているようだ
- ガラスのように向こう側の背景が透けて見えたり、不透明であったりするが、それが自分の姿とはっきりわかり、身体の動きに従って動いたり、話しかけたりする

　などと訴える。

意欲の異常

意欲亢進（運動心迫）

　患者は絶えず動いているが、動きに統一性や一貫性を欠き、意味も方向性もない。

精神運動興奮

　急速に出現し統制できない激しく過剰な運動を示す。

- **緊張病性興奮**：動機や目的のない興奮で、緊張病性昏迷とともに統合

失調症の緊張病型の1つと考えられている。昏迷による無動状態と興奮が交互にあらわれ、衝動行為に結びつくこともある。また、幻覚や被害妄想と結びつき、興奮する場合もある。

自発性欠乏

感情鈍麻と関連し、周囲への感情反応や関心が乏しくなる。日常生活のあらゆる面に無関心となり、積極的に周囲に働きかけなくなる。

被影響性の亢進

行動する際に能動性が欠如した状態をいう。

- カタレプシー：受動的に与えられた窮屈な姿勢を、ふつうは耐えられない時間保持し続け、自ら戻そうとしない。

被影響性の減退

- 拒絶症：他者からの命令や指示に対して、状況とは無関係に理由もなく拒絶を示す。たとえば、
- 口を開けてと言えば、かたくなに閉ざす
- 手を取ろうとすると引っ込める
- 座らせようとすると立ち上がる
- 脈を測定しようとすると腕を引っ込める
- 空腹感があり食欲があっても食事をしない
- 部屋に入るように言うと、入り口で入らないように頑張ったり、廊下の隅で身体を硬直させて立ったり、うずくまったりする
- 質問にでたらめに答える

などがみられる。

意志の統制不能

- アカシジア：静坐不能といわれ、じっとしていられない状態で足踏みをしたり、室内や廊下を歩き回ったりする。足がむずむずするなどの訴えも多い。抗精神病薬の副作用としてみられる。
- 強迫行為：自分でも不合理と思われる衝動を内に感じ、無意味だと理

性で判断しても、実行せずにはいられない。また、行為を中止しよう
とすると強い不安が生じる。

　統合失調症患者に強迫行為がみられることは多い。ただし、急性期
で病状が重い場合、妄想との区別がつきにくいこともある。

　本人が納得できれば強迫行為は終了するが、再度強迫観念が出現す
ると、強迫行為を行わなくてはならないという衝動があらわれ、また
その行為をはじめることになる。

- **強迫観念**：ふり払おうとしてもなかなか取り除くことができない思考
  のことで、本人の意志に反して繰り返し浮かんでくる考えやイメージ
  （映像や声など）によって、不安や恐怖、不快感が生じる。
- **常同症**：意志の調整力や支配力が弱まったために、本来備わっていた
  メカニズムが働かず、その場の状況にマッチしない行動、運動、姿勢、
  言葉などが意味もなく機械的に何度も繰り返される。たとえば、
- **常同姿勢**：いつまでも壁にもたれたままなど、不自然なぎこちない姿
  勢を続ける
- **徘徊**：室内や廊下を行ったり来たりする
- **語唱**：意味のない同じ言葉や言い回しを繰り返す
- **常同運動**：特定の運動を意味もなく反復する
  などがみられる。

昏迷（意識の異常）

亜昏迷

　意識ははっきりとしており、外界からの刺激を受け止めているにもか
かわらず、まったく反応がない状態を昏迷という。これに近い状態であ
るが、完全な昏迷にまで至っていない状態を亜昏迷という。

緊張病性昏迷

　統合失調症の緊張型でみられる。幻聴や妄想があまりに活発で身動き
がとれない状態をいう。自発的な行動がなくなり、極端になると臥床し
たままとなり、食事や排泄のための移動もできなくなる。しかし、この
ような状態にあっても、外部の状況を認識している。

うつ病による精神症状

　気分障害の症状は、大まかには、①情動の変化、②欲動（意志や欲求）の変化、③思考や認知の変化や異常、④身体の症状に分けられる。

　これらの症状がすべてあらわれる場合もあれば、不安や焦燥感、抑うつ気分（憂うつ感）だけが顔をのぞかせることもある。

情動の変化

抑うつ気分

　うつ病の中核症状で、いわゆる「憂うつ」な気分である。一過性の気分の落ち込みとは違い、ある程度の期間（2週間以上）持続する。

不安、焦燥感

　不安は漠然とし、我慢するのがつらい性質のものである。不安のためにじっとしていられなくなった状態を「焦燥」という。

　うつ病患者のなかにはイライラし、易怒性（いどせい）のほうが目立つこともしばしばある。その背景には、不安や焦燥感があるためと考えられる。

希死念慮、自殺企図

　「憂うつな気分」が強くなると、すべてを悪いように考え、「自分は何の役にも立たないだめな人間で、生きる価値がない」と思い込み、自殺を繰り返し考える（希死念慮・自殺念慮）ようになる。さらに具体的な行動に及ぶこともある（自殺企図）。うつ病は、初期と回復期で自殺の危険性が高い。また、うつ病にアルコール依存症が合併した場合は特にハイリスクであるとされている。

日内変動

　うつ病では、気分の日内変動がみられる。うつ病のタイプにより、朝方に気分が悪くなるタイプ（メランコリー親和型うつ病など）と、夕方に気分が悪くなるタイプ（非定型うつ病など）がある。

第1章　作業療法をはじめる前に

欲動（意志や欲求）の変化

意欲や興味の減退

物事に対する興味や関心が低下し、何をやっていてもつまらなく思え、喜びの感情が湧いてこなくなる。この症状があまり目立たないタイプのうつ病もある。

おっくう感、易疲労感

気力が低下し、「何をする気も起きなくなった」「おっくう」「面倒」と感じる。行動しても日常的なことにさえ時間がかかるようになる。ひどく疲れたり、身体が重く感じられたりするため、身体の動きが鈍くなったり、口数が減ったりする。

おっくう感や易疲労感は、うつ病の症状のなかでも遷延化しやすいものの1つである。

思考や認知の変化や異常

思考制止（思考抑制）

考えが進まない、決断力や判断力が低下するなどの状態で、深く考えたり、決断することができなくなる。新聞やテレビをみても、その内容が頭に入らなくなるため、記憶障害や認知症と間違えられる場合も多い。

＊高齢者のうつ病（抑うつ状態）による一時的な記憶障害を「仮性認知症」というが、これはもちろん認知症ではない。抑うつ状態が改善すれば記憶の障害は回復する。

妄想や念慮の出現

妄想は一次妄想と二次妄想に分けられる。一次妄想は原発妄想、真性妄想とも呼ばれる。一方、二次妄想は妄想様観念とも呼ばれる。

妄想というと、一般に統合失調症を思い浮かべがちであるが、状態が悪化すると、うつ病でも出現することがある。

ただし、うつ病の場合に出現する妄想は、その内容がある程度かぎられている。状況から理解不能な統合失調症の妄想に対して、うつ病の妄

13

一次妄想と二次妄想の違い

	一次妄想	二次妄想
特徴	●突発的に誤った確信をもつことで、その心理や思考過程が**他者からみてまったく理解できない（了承不能な）**ものをいう ●脳機能の器質的な異常が原因の場合もある	●**その思考過程を心理学的背景から理解できる（了承可能な）**ものをいう
主な疾患	統合失調症でよくみられる	統合失調症や妄想性障害でみられる。また、気分障害（躁うつ病など）でもよくみられる
タイプ	種類によって3つのタイプに分類される ●**妄想知覚**：知覚した対象に突然特殊な意味づけをしてしまうこと （例）家の前に止まっている車を見て「CIA の捜査官が監視している」などと妄想する。車が止まっているのは事実で、それを見る能力に異常はないが、それに対する異常な意味づけをしてしまうのである ●**妄想着想**：心理学的に何の背景もないのに、突然ある考えを思いつき、それに執着すること。妄想知覚のように、何かを見たり聞いたりして、そこから異常な考えを思いつくのではなく、知覚なく妄想してしまう （例）「自分は神の生まれ変わりだ」「もうすぐ地球は滅亡する」などということを文脈なく突然確信する ●**妄想気分**：特に理由はなく、周囲の世界がいつもと異なり、何か不気味なこと、恐ろしいことが起きようとしていると考えてしまうこと。特に統合失調症の初期でみられる （例）「杞憂（きゆう）」という言葉は中国古代の杞の人が「天が崩れ落ちてくるかもしれない」と心配していたということに由来しているが、その心配が脅迫的・確信的であったのならば妄想気分と診断されるかもしれない	妄想の内容によりさまざまなパターンが知られている ●**被害妄想**：特定の人間や組織が自分に悪意をもっていると勝手に考えてしまうこと （例）営業の電話を誰かの嫌がらせと思い込んだりする（抑うつ状態に多い） ●**微小妄想**：自分の人格や能力を過小評価して考えてしまうこと （例）健康であるのに、自分はがんですぐに死んでしまうと考える心気妄想や、お金に困っていないのに今月の家賃が払えないと思いつめる貧困妄想などがある（抑うつ状態に多い） ●**誇大妄想**：微小妄想の逆で、自分の能力や地位などを過大に評価してしまうこと （例）本当は平凡な能力しかないのに天才と思い込んだり、ちょっとした発明や研究を革新的な発明と考えたりする（躁状態に多い）

想は、状況からある程度理解可能なものがほとんどである。たとえば、「みんなに迷惑をかけている」「私は罪深い人間だ」などの罪業（ざいごう）妄想、「私なんかちっぽけな人間だ」などの微小妄想、些細な身体の不調を重篤な不治の疾患ととらえる心気妄想、「ひどい貧乏になった、もうやっていけない」などの貧困妄想である。

第1章　作業療法をはじめる前に

身体の症状

身体不定愁訴の出現

うつ病では、さまざまな身体的不調の訴えが、必ずといってよいほど出現する。しかし、検査をしても異常が見つからず、不調の原因は医学的に証明できない。

内容としては、頭重感や身体のだるさ、胃部不快感、性欲減退、交感神経優位の症状としての便秘や口渇などが多くあらわれる。身体症状が前景に立ち、情動や欲動の低下が目立たないタイプのうつ病は、「仮面うつ病」と呼ばれている。精神科ではなく、内科などの身体科を受診するケースが多いので、うつ病が見逃されることがある。

内科的な疾患が疑われるようなものが、実はうつ病の症状だったケースもあり、このような場合では、長期間適切ではない医療的介入を受けていることもある。とはいえ、うつ病に伴う身体症状は、身体の器質的な疾病によっても出現する種類のものであるため、はじめから精神症状と決めつけることは非常に危険である。鑑別診断が非常に重要である。

食欲の減退

欲動の低下とも関連するが、食欲がなくなり、体重がどんどん減っていき、それに伴うるいそう（やせ）がみられる。反対に、非定型うつ病などでは、食欲が亢進して過食ぎみになる場合もある。

一般に、うつ病に伴う食欲の減退・亢進は、摂食障害（神経性無食欲症や過食症）とは異なり、拒食、むちゃ食いや嘔吐、下剤の乱用などはみられない。

睡眠の障害

気分障害では、睡眠障害はほぼ必発である。睡眠障害には、入眠困難（寝つきが悪い）、熟眠障害（ぐっすり眠れない）、中途覚醒（何回も目が覚める）、早朝覚醒（朝早く目が覚める）がある。不安や焦燥感の強いタイプのうつ病では、しばしば早朝覚醒を伴う。うつ病のタイプによっては逆に過眠傾向になる場合もある（非定型うつ病など）。

15

3 統合失調症の概説

統合失調症（schizophrenia：シゾフレニア）は、おもに10歳代後半〜20歳代に発症し、慢性に進行することが多い精神疾患である。

統合失調症の鑑別・診断

現在、統合失調症にだけみられる特異な身体的所見や検査方法は見出

統合失調症との鑑別が必要な疾患

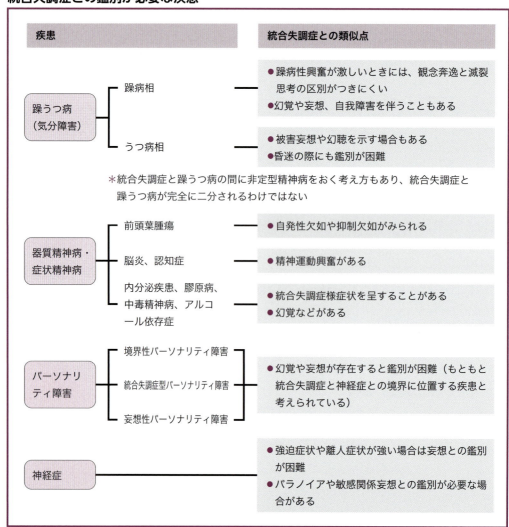

第1章　作業療法をはじめる前に

されていない。したがって、統合失調症とほかの精神疾患群との鑑別が
重要である。

　一般に、統合失調症に特徴的な臨床症状の有無を把握したうえで診断
される。現在、統合失調症の診断基準として、WHO（世界保健機関）
の ICD-10（国際疾病分類）やアメリカ精神医学会の DSM-5（精神疾患
の診断・統計マニュアル）などが国際的に広く使われている。

ICD-10の診断基準

統合失調症
次の項目（1）にあげた症候群・症状・徴候のうち少なくとも1項、または項目（2）
にあげた症状・徴候のうち少なくとも2項が、1か月以上続く精神病的エピソードの
期間ほとんどいつも存在すること（または1日のうちにいつか存在するといったこと
がほとんど毎日ある）。

(1) 次のうち、少なくとも1項があること
　　（a）考想反響、考想吹入または考想奪取、考想伝播
　　（b）他者から支配され、影響され、服従させられるという妄想、それは、身体、
　　　　手足の動き、思考、行為、感覚に関連していること、妄想知覚
　　（c）患者の行動を注釈し続ける幻声、または患者のことを相互に噂し合う複数の
　　　　幻声、あるいは身体の一部から派生する幻声
　　（d）文化的要因を考慮しても、不適切でまったくありえないような持続的妄想
　　　　（たとえば、天候をコントロールできるとか、別世界の異邦人と交信できる
　　　　など）

(2) または次のうち、少なくとも2項あること
　　（a）どのような形態であっても持続的な幻覚が、少なくとも1か月間にわたり毎
　　　　日起こる場合、明らかな情動的要素を欠く（浮動性の妄想や形式化されてい
　　　　ない）妄想にともなっている場合、または持続性の優格観念にともなって認
　　　　められる場合
　　（b）言語新作や思考経路に途絶または挿入があるために、結果として支離滅裂、
　　　　的はずれな会話となる
　　（c）緊張病性の行動、つまり、興奮・姿勢保持・蝋屈症・拒絶症・緘黙症および
　　　　昏迷など
　　（d）「陰性」症状、すなわち、著明な意欲低下、会話の貧困、情動の平板化ある
　　　　いは不適切な情動反応（抑うつや神経遮断薬投与によるものでないことが明
　　　　らかでなければならない）

（中根允文ほか訳：ICD-10精神および行動の障害―DCR研究用診断基準．医学書院；
1994より）

DSM-5の診断基準

統合失調症

A. 以下のうち2つ（またはそれ以上）、おのおのが1か月間（または治療が成功した際はより短い期間）ほとんどいつも存在する。これらのうち少なくとも1つは（1）か（2）か（3）である。
   (1) 妄想
   (2) 幻覚
   (3) まとまりのない発語（例：頻繁な脱線または滅裂）
   (4) ひどくまとまりのない、または緊張病性の行動
   (5) 陰性症状（すなわち情動表出の減少、意欲欠如）

B. 障害の始まり以降の期間の大部分で、仕事、対人関係、自己管理などの面で1つ以上の機能のレベルが病前に獲得していた水準より著しく低下している（または、小児期や青年期の発症の場合、期待される対人的、学業的、職業的水準にまで達しない）。

C. 障害の持続的な徴候が少なくとも6か月間存在する。この6か月の期間には、基準Aを満たす各症状（すなわち、活動期の症状）は少なくとも1か月（または、治療が成功した場合はより短い期間）存在しなければならないが、前駆期または残遺期の症状の存在する期間を含んでもよい。これらの前駆期または残遺期の期間では、障害の徴候は陰性症状のみか、もしくは基準Aにあげられた症状の2つまたはそれ以上が弱められた形（例：奇妙な信念、異常な知覚体験）で表されることがある。

D. 統合失調感情障害と「抑うつ障害または双極性障害、精神病性の特徴を伴う」が以下のいずれかの理由で除外されていること。
   (1) 活動期の症状と同時に、抑うつエピソード、躁病エピソードが発症していない。
   (2) 活動期の症状中に気分エピソードが発症していた場合、その持続期間の合計は、疾病の活動期および残遺期の持続期間の合計の半分に満たない。

E. その障害は、物質（例：乱用薬物、医薬品）または他の医学的疾患の生理学的作用によるものではない。

F. 自閉スペクトラム症や小児期発症のコミュニケーション症の病歴があれば、統合失調症の追加診断は、顕著な幻覚や妄想が、その他の統合失調症の診断の必須症状に加え、少なくとも1か月（または、治療が成功した場合はより短い）存在する場合にのみ与えられる。

（日本精神神経学会監，髙橋三郎ほか監訳：DSM-5® 精神疾患の診断・統計マニュアル．医学書院；2014より）

統合失調症の症状

　　統合失調症の症状は、一般的に陽性症状と陰性症状に分けられる。陽性症状には、おもに幻聴や妄想、作為体験などの自我意識の障害などがあり、特に幻聴は実際には発生していない話し声が聞こえると訴える場合が多い。また、幻聴同士が会話をしたり（対話性幻聴）、幻聴と会話

第1章　作業療法をはじめる前に

するのが特徴である。

　陰性症状には、感情の平板化（感情鈍麻）、思考過程の障害（思考途絶、思考減裂など）、無為・自閉、無気力（意欲の低下）、ひきこもりなどがある。

統合失調症の病型分類

　WHO の ICD-10では統合失調症の病型を臨床症状、経過、予後の特徴などから破瓜型（はか）、緊張型、妄想型など（このほかに単純型や残遺型がある）に分類しているが、臨床では明確に分類できない場合もある。

統合失調症の分類

破瓜型	●発症年齢は、15〜25歳で、妄想や幻覚などの症状はあまり目立たない。 　＊破瓜とは思春期をあらわす用語である。 ●特別な理由がないのに不登校になったり、欠勤したり、あるいは学業や仕事の成績低下などで発見されることが多い。 ●経過は、陰性症状、特に感情の平板化と意欲低下が急速に進行し、予後不良になったり、再発、再燃を繰り返し、著しい欠陥状態に陥る場合がある。 　＊この型は DSM-Ⅳ において「解体型」に分類される。
緊張型	●発症年齢は、20歳前後が多く，精神運動性障害を示す。 ●外的な刺激とは無関係に起こる動機のはっきりしない強度の精神運動性興奮、あるいは周囲への反応の著しい低下や、自発運動や活動の減退を伴う昏迷の繰り返し、さらには指示や意図に対する動機のない抵抗を示す拒絶症や緊張病性姿勢保持などを認める。 ●経過は周期的なことが多く、若年期発症の場合は残遺状態を示す例もあるが、一般的には再発と寛解を反復しても、予後はよいとされている。
妄想型	●発症年齢は破瓜型や緊張型より遅い30歳代が多い（40歳代に発症する場合もある）。 ●幻聴と妄想が目立つ。幻聴は患者を脅かしたり、命令調の幻声、口笛の音やハミングや笑い声など要素性幻聴などが多いとされる。 ●妄想は、被害妄想、関係妄想、誇大妄想、嫉妬妄想、血統妄想、宗教妄想などがみられ、体系化されることが多い。 　また、感情や意欲の低下、会話の障害などがみられる。 ●緊張病性の症状はあまり目立たない。

（坂田三允：統合失調症・気分障害をもつ人の生活と看護ケア．中央法規出版；2004．p.36より）

19

3　統合失調症の概説

統合失調症の予後・再発にかかわる要因

統合失調症の予後

　一般的に統合失調症の経過および予後は、下の図のように細かく分類することができる。しかし、現在は、①完全に回復する、②軽度の人格欠陥に至る、③重い人格欠陥に至る、④人格荒廃に陥るの4つに大きく分類され、それぞれが1/4ずつに分かれるといわれている。

　なお、最近では精神症状の改善に効果的な薬物やさまざまな治療法の開発、リハビリテーション技術の進歩などにより、人格の荒廃状態にまで至る重症例は減少し、人格の欠陥状態でとどまる症例が増えている。

　特に、以前の入院一辺倒の閉鎖的な環境による治療が主であったころに比べ、開放的な療養環境での生活が予後の改善に関係していると思わ

統合失調症の経過・予後

| ①急速に荒廃に至るタイプ |
| ②慢性的経過ののち荒廃に至るタイプ |
| ③急速に欠陥状態に至るタイプ |
| ④慢性的経過ののち欠陥状態に至るタイプ |
| ⑤波状に経過したのち荒廃に至るタイプ |
| ⑥波状に経過したのち欠陥状態に至るタイプ |
| ⑦波状に経過したのち治癒に至るタイプ |

（Bleuler von M：Die schizophrenen Geistesstörungen im Lichte langjähriger Kranken-und Familiengeschichten. Thieme；1972より）

再発のきっかけになりやすい生活上の出来事（ライフイベント）

- **異性問題**：恋愛、失恋、結婚
- **金銭問題**：失職、借金
- **対人問題**：信頼関係の破綻、対人関係のこじれ
- **名誉問題**：自尊心が傷つく出来事、いじめ、非難、叱責

れる。また、統合失調症自体の軽症化があるとする説もある。

現在、WHO は予後に関して「初発患者のほぼ半数は完全かつ長期的な回復を期待できる。そして、生活が制限されるのは残りの約1/5である」としている。

統合失調症の再燃にかかわる要因

以下のようなストレスが強い状況では、再発しやすいといわれている。

- 心身が疲れきった状態のとき
- 環境が変わったとき（入学、別居、就職、結婚など）
- 自分の頼りにしていた人やものを喪失したとき

また、感情的な表現の激しい家族（high EE family）との生活では、患者がそのストレスに耐えられず再発しやすいことがわかっている。反対に、感情表出が極端に弱い（無視、無関心）家族との同居も再発しやすいと考えられている。

したがって、統合失調症の再発予防として、薬物療法の継続とともに家族の感情表出のあり方に対して介入を行うこともある。

4 うつ病の概説

うつ病の診断・鑑別・評価

診断

　現在、うつ病（depression）におもに用いられている診断基準には、アメリカ精神医学会が作成・発表したDSM-5（精神疾患の診断・統計マニュアル）と、WHO（世界保健機関）によるICD-10（国際疾病分類）の2つがある。

　DSM-5とICD-10の診断基準は細かいところが異なっており、両基準のうつ病の解釈について議論になっている部分もある。たとえば、DSM-5では、これまであった「気分障害」の分類がなくなり、「抑うつ障害群」と「双極性障害および関連障害群」が独立した精神疾患として扱われるようになった。一方、ICD-10では、「気分障害」はそのまま残してあり、「反復性うつ病性障害」「双極性感情障害」は「気分障害」の下位分類となっている。

うつ病の診断基準（ICD-10）

典型的な症状
- 抑うつ気分
- 興味と喜びの喪失
- 活動性の減退による易疲労感の増大や活動性の減少

一般的な症状
- 集中力・注意力の減退
- 自己評価と自信の低下
- 罪責感と無価値感
- 将来に対する希望のない悲観的な見方
- 自傷あるいは自殺の観念や行為
- 睡眠障害
- 食欲不振

　3つの典型的な症状のうちの2つ以上と一般的な症状のうちの2つ以上で「軽症うつ病」と診断される。このうえに、一般的な症状が少なくとも3つ（4つが望ましい）存在すれば「中等症うつ病」、典型的な症状がすべてみられ、一般的な症状が4つでいくつかが重症であれば「重症うつ病」となる。これらの症状の持続期間は約2週間である。
　上記のうつ病エピソードを繰り返し、その繰り返す期間がはっきりした気分障害のない数か月で隔てられているものを「反復性うつ病障害」と診断する。

（融　道男ほか監訳：ICD-10精神および行動の障害―臨床記述と診断ガイドライン．新訂版．医学書院；2005を参考に作表）

鑑別

鑑別が必要になるのは、
①統合失調症の陰性症状
②発達障害・パーソナリティ障害・アルコールや薬物への依存症など、別な精神障害を背景にもつ二次的な抑うつ状態
③認知症の前駆症状
④身体疾患や神経難病の付随症状
⑤脳血管障害あるいは脳外傷の後遺症（いわゆる高次脳機能障害）
などが含まれる場合である。

評価

病状の評価に用いられる尺度には、客観的評価としてハミルトン病状評価尺度、主観的評価として Zung 式自己評価抑うつ尺度表、ベック式抑うつ評価尺度（BDI-Ⅱ）、CES-D（疫学的うつ病評価尺度）のほか、PHQ-9 日本語版（JSAD 版）が用いられている。

うつ病のタイプと症状

従来型のうつ病：メランコリー親和型うつ病（内因性うつ病）

躁状態を伴わない、うつ状態だけのタイプである。うつ状態に至ったはっきりした心因（原因）が推測できる場合もあるが、思いあたることがまったくない場合も少なくない。

ドイツの精神医学者のテレンバッハ（Tellenbach H）は、内因性のうつ病（当時の表現では「メランコリー」）に陥りやすい性格があるとして、その性格特徴をもってうつ病を発症しているものを、「メランコリー親和型うつ病」とした。具体的な性格特徴は、几帳面、勤勉、強い責任感、自分よりも他人のことを第一に考える他者配慮性などである。

このような性格傾向の人が、現実世界と理想との間で自己矛盾をきたし、それがうつ病の引き金になっているタイプが、メランコリー親和型

Zung 式自己評価抑うつ尺度表

以下の質問項目を読んで、ここ数日のあなたが感じた頻度の欄に〇印をつけてください。

	質問項目	ない，たまに	ときどき	かなりの間	いつも
1	気が沈んで，憂うつだ	1	2	3	4
2	朝方はいちばん気分がよい	4	3	2	1
3	泣いたり、泣きたくなる	1	2	3	4
4	夜よく眠れない	1	2	3	4
5	食欲はふつうだ	4	3	2	1
6	まだ性欲がある	4	3	2	1
7	やせてきたことに気がつく	1	2	3	4
8	便秘している	1	2	3	4
9	ふだんよりも動悸がする	1	2	3	4
10	何となく疲れる	1	2	3	4
11	気持ちはいつもさっぱりしている	4	3	2	1
12	いつもと変わりなく仕事をやれる	4	3	2	1
13	落ち着かず、じっとしていられない	1	2	3	4
14	将来に希望がある	4	3	2	1
15	いつもよりいらいらする	1	2	3	4
16	たやすく決断できる	4	3	2	1
17	役に立つ、働ける人間だと思う	4	3	2	1
18	生活はかなり充実している	4	3	2	1
19	自分が死んだほうが、他の者は楽に暮らせると思う	1	2	3	4
20	日ごろしていることに満足している	4	3	2	1

（Zung W：A self-rating depression scale. Arch Gen Psychiatry 1965；12：63-70 より）
各項目の点数の合計で評価する：49点以下（正常範囲）、50〜59点（軽度のうつ病）、60〜69点（中等〜高度のうつ状態）、70点以上（極度のうつ状態）。

第1章　作業療法をはじめる前に

うつ病である。

　症状としては、不眠、食欲の減退、精神運動制止、思考制止（考えが浮かばない、まとまらない）、意欲や興味の減退、自責感、罪業妄想（すべて自分が悪いという思い）、微小妄想（自分は取るに足らない存在だという思い）、症状の日内変動（朝方に不調の場合が多い）などが出現する。

　一般的に抗うつ薬への反応はよく、ある程度の期間休養をとり、服薬すれば改善する場合が多いが、もともとの性格傾向に対する気づきと対処法を得るために、服薬と休養で治療効果がみられた段階から、心理療法を併用したほうが再発、再休職の防止には役立つとの研究・実践報告がある。

気分変調症

　気分変調症（dysthymia）は、長い期間、抑うつ気分、広範な興味の消失や何事も楽しめないなどの抑うつ状態が続くことが特徴で、数年間続く場合も珍しくない。ただし、日常生活が送れなくなって入院を要するほど重症化することはほとんどなく、性格的な傾向と位置づけられることもある。

　疲労感が持続し、「自分は社会から必要とされていない」「何をやってもうまくいかない」という考えや、自己嫌悪感、自己不全感、不平不満感を慢性的に伴うこともよくある。身体の不定愁訴が多いことも一つの特徴である。

非定型うつ病（DSM-5）

　DSM-Ⅳ（1994年）ではじめて登場した比較的新しい概念で、古典的なうつ病の概念である内因性うつ病の病像との対比として用いられている。

　特徴的な症状は、

①気分反応性

②著明な体重増加、または食欲の増加

③過眠（1日10時間以上）

④手足が鉛になったように感じる疲労感

25

⑤長期にわたる対人関係の拒絶に対する敏感さ

などである。これらの症状のうち2つ以上を満たしたとき非定型うつ病と診断される。

　気分反応性は、非定型うつ病の診断に必須の症状である。自分にとって肯定的な出来事、自分が楽しめることや興味のあることには反応して、気分が明るくなり元気になる一方で、そうした出来事がない場合はうつ状態を呈する。

　社会生活を送るうえで一番問題になるのは、上記⑤の症状である。しばしば対人関係でトラブルを引き起こし、それをもとに休職や離職を繰り返したりする。対人関係の拒絶は、回避や不安、焦燥感のあらわれとしての行動と考えられる。

　症状の日内変動を伴う場合は、内因性うつ病とは異なり、夕方の不調を訴えることが多い傾向がある。

新型うつ病

　近年、20〜30歳代の若年者を中心としてうつ病や抑うつ症状などの診断を受けていながら、従来型のうつ病（メランコリー親和型うつ病）の特徴とされる生真面目さや自責感、広範な興味、関心の減退がみられない「新型うつ病」*といわれる病態の存在が注目されている。

＊この呼称は、明確な定義が存在する正式な学術用語ではなく、概念としても国内基準がないあいまいなものである。

　この「新型うつ病」の病態をあらわす概念として、「逃避型抑うつ」「ディスチミア親和型うつ病」「未熟型うつ病」などがわが国で提唱されてきた。

若年者のうつ病・抑うつ状態の特徴（日本うつ病学会）

1．若年者に多く、全体に軽症で、訴える症状は軽症のうつ病と判断が難しい
2．仕事では抑うつ的になる、あるいは仕事を回避する傾向にある。ところが余暇は楽しく過ごせる
3．仕事や学業上の困難をきっかけに発症する
4．患者さんの病前性格として、「成熟度が低く、規範や秩序あるいは他者への配慮に乏しい」などが指摘される

Column　新型うつ病の病態をあらわす概念

逃避型抑うつ

　発症は30歳代前後が多く、男性に多い。幼少期から過保護に育ち、挫折経験をもたず、葛藤の乏しい生活をする人に多いといわれている。

　臨床的特徴としては、
①職場への恐怖感や不安感を訴えて欠勤しがちになる
②抑うつ気分や精神運動制止、思考制止よりもおっくう感や全身倦怠感、嘔気、過眠などの症状が出現しやすい
③評価に過敏である
④仕事には行けないが、趣味や家庭生活では問題なく活動する
⑤他罰的ではあるが、相手を激しく攻撃するほどのエネルギーはない
⑥プライドが高く内省は期待できない
⑦治療には当初拒否的で抵抗する場合が多いが、いったん治療を受け入れた後は模範的患者になる場合が多い
などがあげられる。

　治療は、非定型うつ病と同様、抗うつ薬の効果は限定的で、認知行動療法の併用が有効と考えられている。

ディスチミア親和型うつ病

　前述した「気分変調症（dysthymia）」と同じ用語を冠しているように、臨床の現場でディスチミア親和型うつ病と気分変調症の違いを明確に説明することは難しい。ディスチミア親和型うつ病は従来のうつ病とは異なるものの、その症候はうつ病であり、かつ罹病期間が短いために気分変調症と診断できないものに対する概念として提示された。

　臨床像は、
①軽度かつ慢性的に自己不全感と不平不満感をもち、無気力な傾向がある
②社会的責任を放棄する
③気分反応性はみられない
④当初からうつ病という病気を受け入れ、自ら積極的に受診する
である。

未熟型うつ病

　「未熟型」の名称は、病前性格の未熟性と、定型的な躁うつ病や内因性うつ病にまで病状が成熟しないという意味の未熟性を併せもったうつ病という意味で用いられている。

　病前性格としては、
①依存的、わがまま、自己中心的
②評価には過敏である
③知的にはそれほど高くない場合が多い
④成人になるまで庇護された環境で育ち、たいした葛藤もなく過ごしてきた
があげられる。

　30歳前後の比較的若い年代で、職業上および家庭生活上の葛藤や挫折を契機に発症することが多い。臨床像としては、
①不安・焦燥感が優位
②自責感に乏しく他罰的
③自己攻撃性と他者攻撃性を併せもっているため衝動的な自殺企図、あるいは主治医とのトラブルを起こしやすい
④思惑どおりにいかないと抑うつ状態に陥る一方、葛藤が棚上げされると軽躁状態になりやすい
などがあげられる。

Lecture

精神科におけるチーム医療

　精神科病院は、精神疾患をもつ患者が社会に再度参加して、いきいきと生活していくことができるように支援する場である。

　そのために医師や作業療法士、看護師など、さまざまな専門職種の人がチームをつくって患者を支えている。

　これらの人は、それぞれの役割をもって患者とかかわっているが、それぞれの立場からバラバラに患者とかかわると、患者は戸惑い、誰を信じればよいのかわからなくなってしまう。そのため、各職種がお互いに情報や意見を交換し合い、お互いの役割を尊重しながら、それぞれの視点を活かして患者とかかわっていく必要がある。

医師

　精神科作業療法は、医師の指示のもとに実施される（具体的な活動内容については作業療法士に任されている）。作業療法場面での患者の様子については、報告書でのやりとりのみになりがちであるが、医師と作業療法士が患者の状態について話し合う場をもつことはとても大切である。

　特に医師からの働きかけがない場合、作業療法士から積極的に医師に患者のことをたずね、自分の見解を述べるということが、チーム医療を進めるうえで重要である。

　医師と作業療法士との話し合いのなかで患者の問題が解決され、より深い患者の理解が得られることもしばしばあるので、医師にいろいろ提案できる関係がつくれるとよい。医師と話し合うことで、個々の患者についての認識だけでなく、その医師の作業療法観、ひいては治療観がみえてくることもあり、作業療法士も自らの作業療法観や治療観が充実していくことにつながっていく。

第1章　作業療法をはじめる前に

看護師（准看護師も含む看護スタッフ）

　精神疾患をもつ患者の状態を的確に把握するためには、作業療法場面での評価だけでは十分とはいえない。患者の日々の状態を把握している看護師から情報を得ておくことで、作業療法場面での患者のさまざまな行動に臨機応変に対応することが可能になる。

　たとえば、ふだん終了時間まで作業をしていた患者が、「今日は身体がだるくて眠いんですけど」と訴え、作業を中断したとする。この場合、看護師から薬物処方の変更やバイタルサインに関する情報を得ていれば、訴えの原因に応じて対応することができる。たとえば、

- 今日は熱があるみたいだから、休んだほうがいいみたいですね
- すぐに医師（看護師）に処置してもらうので、ちょっとだけ待っていてください

など、適切に対応することができる。

　特に患者の変化に関する情報を得ていない場合や、情報を得ていても変化に関する原因について見当がつかない場合は、作業終了後に看護記録をみせてもらい、状態に変化がなかったかチェックしたり、病棟内での様子を看護師に直接たずねたりしてその原因を探る。

　作業療法による患者の状態変化（改善および症状増悪）は、往々にして病棟での日常生活場面においてあらわれる。したがって、作業療法士は患者の様子をもっとも長時間観察している看護スタッフと密に連絡を取り合うことが重要である。

臨床心理士

　精神科病院における臨床心理士の役割は、主として心理テストと心理療法を行うことである。

　心理テストは診断の手がかりとしたり、治療法や接近の方法、あるいは予後を予測したりするために行われる。身体的検査と同様に、患者に何らかの負担をかけるものであることは否定できない。

　また、心理療法は、クライエント（心理療法では病院に相談にきた人

29

を患者ではなくクライエントと呼ぶ）が自分の問題をみつめていく作業をとおして、変化し成長していくことを目標として行われるものが多い。

精神保健福祉士（PSW）

精神保健福祉士は、入院生活から在宅生活や施設入所への移行手続きやその後の生活支援を行う。具体的には、①経済的援助、②家族関係の調整・援助、③就労・就学・住居に関する援助、④退院に向けての援助、⑤地域の医療関係者との連携と退院後の援助などの役割を担う。

特に経済的な問題がある場合、患者が利用できる支援制度や施設についての情報は、精神保健福祉士が詳細で正確な情報をもっているので患者・家族から相談された際には、精神保健福祉士を紹介する。

薬剤師

薬の作用や副作用、服用方法、また、新しい薬が使用された場合に、その薬に関する情報を教えてもらう。薬の情報を得ることで、作業活動中の患者の状態の変化が薬剤の効果によるものかどうかの判断がつきやすくなり、また副作用を早期発見することができる。

理学療法士

理学療法は、立つ、歩く、寝る、起きるなどの基本動作における障害や、筋力や持久力の低下、関節の痛みなどの身体機能面を改善し、健康な状態に回復させることを行うリハビリテーションの一分野である。

精神科病院において、転倒や事故などの整形外科疾患、生活習慣病、廃用症候群などにより身体障害を合併した精神障害者が増加している。また、長期在院により高齢化した統合失調症患者への身体機能面へのアプローチも不可欠である。今後、精神障害と身体障害の両面を視野に入れたリハビリテーションの必要性がますます高まることが予想されるため、ともに身体機能面へのアプローチを検討していくことが大切になってくる。

第**2**章

作業療法のための
情報の収集・評価

作業療法の過程および作業療法の理解

作業療法の過程

　作業療法は、基本的には次頁の図のような過程で行われる。作業療法が終了するのは、①作業療法の目標を達成したとき、②他施設へ転院することになったとき、③患者が作業療法への参加を拒否したとき、④患者の状態の悪化により作業療法の継続が困難になったときなどである。

作業療法評価の理解

　作業療法士は、医師から作業療法導入の処方箋が提示されたら、患者に対し、どのように作業療法を行うのかを検討するために、まず他部門から必要な情報を収集する。これが最初の作業療法評価である。これには患者との面接、観察、検査なども含まれる。

　特に作業療法導入時は、患者の背景因子（環境因子：生育歴、家庭環境など、患者を取り巻くさまざまなもの）と、個人因子（患者の年齢、健康状態など、患者自身の要素）に関する情報の収集が重要である。

　そして、作業療法の効果を高めるために、最初に行った評価に作業療法中の観察や評価などを加えて作業療法の内容を修正し、より効果的な作業活動を行っていく。つまり、作業療法評価は、患者の精神症状の程度を把握したうえで、生活上の問題点の克服方法や代替方法など、作業活動の方針を明確にするために行われる。

　精神科作業療法の過程におけるポイントは、以下のとおりである。
①面接の際には患者と話をしながら「評価」していく。
②作業活動の際には「観察」という「評価」を行う。
③ある期間「作業療法」を行ったところで、治療方針の変更の必要性がある場合は、再び「評価」を行う。
＊本書では便宜上、「評価」という項目の後に「作業療法の実施」について解説したが、臨床では両者は前述したような関係にあるということを理解して作業療法を実践していく。

第2章 作業療法のための情報の収集・評価

作業療法の過程

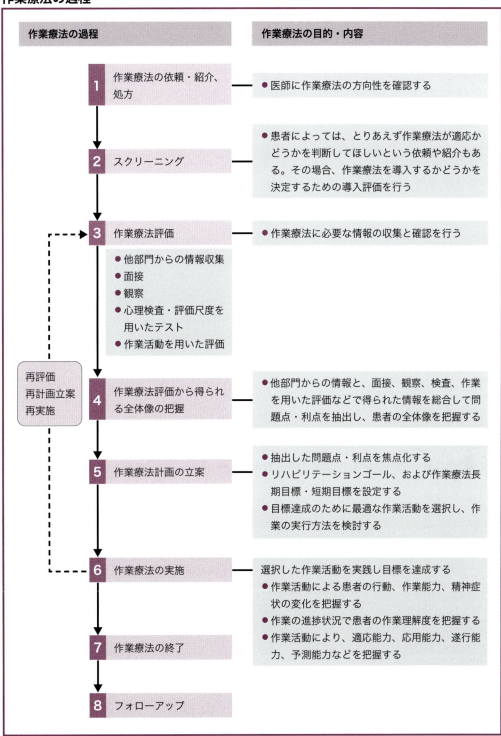

(日本作業療法士協会学術部編：作業療法ガイドライン〈2006年度版〉．日本作業療法士協会；2006．p.10を参考に作成)

② 作業療法評価のための他部門からの情報収集

作業療法処方箋の確認

前述したように、作業療法は医師の処方箋に基づいて行われるが、作業療法士は、医師が何を目的として作業療法を処方したのか、医師にその意図を確認してから作業療法を導入する。

作業療法処方箋

カルテ番号 氏名 生年月日／性別 病棟	（入院／外来／再処方）

氏名：	依頼日：　　年　　月　　日
現在の症状（精神・身体の状態や主訴を含む）： 診断名： 合併症：	
治療の方針：	
現在行われている治療： 　□薬物療法（行動や生活面にあらわれる副作用→　　　　　　　　　　　） 　□病棟グループ（　　　　　　　　　　　　　　　　　　　　　　　） 　□その他（　　　　　　　　　　　　　　　　　　　　　　　　　　）	

作業療法処方目的：	
□安心・安全の保障　　　　　　　　□ADLの維持・改善 　□生活リズムの維持・改善　　　　　□ADLの回復・維持 　□対人交流・対人関係の改善・向上　□QOLの向上 　□その他（　　　　　　　　　　　　　　　　　　　　　　　　　　）	

禁忌・注意事項：
□行動制限（　　　　　　　　　　　　　　　　　　　　　　　　　　） 　□衝動行為（　　　　　　　　　　　　　　　　　　　　　　　　　　） 　□希死念慮（　　　　　　　　　　　　　　　　　　　　　　　　　　） 　□離院（　　　　　　　　　　　　　　　　　　　　　　　　　　　　） 　□その他（　　　　　　　　　　　　　　　　　　　　　　　　　　　）

リハビリテーション・ゴール（入院・再処方） 　□家族・親族との同居 　□単身生活 　□デイケア／ナイトケア 　□外来作業療法 　□その他	今後の方向性について（外来） 　□復学・復職 　□アルバイト・パート 　□地域（作業所・授産施設） 　□その他

担当Dr	担当Ns	担当OTR

他部門からの情報収集

　作業療法士が直接できない、または作業療法士よりも正確で詳細な情報が得られる項目については、他部門から情報を収集する。

　たとえば、医師からは診断名以外に診察内容や頭部画像診断、血液検査の結果や治療方針などの情報を収集する。また、看護師からは患者の病棟における生活の様子などについて情報を収集する。

　そして、作業療法士は他部門から集めた情報と、作業活動によって得られた情報を比較する。その内容が一致する場合はその評価はより確かなものになるし、違いがある場合はなぜそうなのかを探っていく。

　また、患者に対する他部門の働きかけ（医師の治療方針や、看護方針など）と、作業療法士のかかわり方などをチーム医療のなかで話し合い、合致させることで、治療の効果がよりあがるようにつとめる。

他部門から得られた情報の記録のポイント

　作業療法士が他部門から入手した情報は、①誰が、②いつ、③どのようにして得たものなのかなどを整理し、記録しておく。

他部門からの情報収集

医師
- 個人的内容
  - ①氏名、年齢、性別、家族構成
  - ②生育歴、学歴、職業歴、入院前の生活状況
- 医学的内容
  - ①診断名、合併症
  - ②遺伝的素因
  - ③入院回数、既往歴
  - ④発症経過（現病歴を含む）
  - ⑤各種検査結果（神経学的、生理学的、画像診断、生化学的）
  - ⑥精神症状
  - ⑦治療方針（予後についても含む）
  - ⑧治療内容（薬物処方の内容も含む）
  - ⑨作業療法に対する医師の意図（作業療法処方の目的）

看護師
- ①患者の現在の精神状態
- ②病棟での様子
- ③ADL（日常生活動作）の自立度、APDL（生活関連動作）など

臨床心理士
- 心理検査の結果
  - ①知能検査
  - ②人格検査など

精神保健福祉士（PSW）
- ①経済状況
- ②社会資源の活用状況（福祉施設など）

症例 1　統合失調症患者に関する各種の情報収集の例

■■■ プロフィール（医師のカルテより）■■■

性別 ……………… 女性

年齢 ……………… 40歳代前半

生育歴 …………
- 出生以降は問題なく生育する。
- 症例の幼少時（生後8か月ごろ）両親が離婚する。以後は父、父方の祖母、症例の3人で暮らしていた。おもな養育者は祖母。

教育歴 …………
- 小・中学校は地元の公立校。成績は中の下だった。
- 公立の商業高校卒業後、経理の専門学校に1年間ほど通った。

職業歴 …………
- 高卒で就職するが長続きせず、その後、職を転々とした（職種不明）。

入院歴 ………… なし（今回、初回入院）。

入院前の生活 …
- 20XX年にヘルパー2級の資格を取得し、高齢者の施設などでボランティアをしていた。
- 祖母の死後は単身生活、無職。
- ADL（日常生活動作）については、食事はインスタント食品などですませ、洗たくはコインランドリーを利用していた。
- 近所の人に親切な言葉をかけられても被害的に受け取るため、近所付き合いはなかった。
- その他は詳細不明で、わからない点が多かった。

現病歴 …………
- 20XX年〇月：ボランティア仲間にすすめられて、保健所に相談に行った（「疲れているようだから」との理由で）。その際、「人の目が気になる」「タレントのような扱いを受ける」と訴えた。以後も時折、保健所に相談に行っていた。

第2章　作業療法のための情報の収集・評価

- 20XX＋1年：精神保健相談で「ストーカー行為をされる」などと訴えた。「統合失調症の疑い」と診断されたが、ある程度社会生活が送れているため入院はしなかった。
- 20XX＋4年：統合失調症と診断されるが、拒否的で治療は継続しなかった。
  - ＊このころから銭湯で他人に湯をかける、近隣に怒鳴り込むなどの行為がみられるようになった。
- 20XX＋5年：健康相談のために訪れた保健師に暴力をふるった。同日某病院を受診し、「要措置」と判断され、当院へ措置入院となった。

他部門からの情報収集

医師からの情報

診断名：統合失調症

精神症状：陰性症状が主

既往歴：なし

検査結果

- **頭部 CT**：入院時実施

  シルビウス裂、大脳縦裂の開大あり。

  海馬の萎縮はみられない。大脳実質に著変はない。

- **生化学検査**：異常なし

治療方針（作業療法処方時）

　陰性症状の改善。しかしどこまで回復できるかわからない。臥床傾向を改善するため、作業療法の回数をもっと増やしたい。

治療内容

- **薬物療法**

①リスパダール®（p）6mg、アキネトン®（p）6mg、レキソタン®（p）6mg、硫酸マグネシウム 15mg

②サイレース® 2mg 1T、プルゼニド® 2T、ラキソベロン® 1T

　＊（p）：パウダー（細粒）、T：錠剤

- **精神療法**

陰性症状には、精神療法の効果はあまり期待できない。

37

- **作業療法処方**
- 陰性症状（拒絶、無為自閉など）の改善（意欲の向上）
- 行動範囲の拡大
- ADL の訓練
- 筋力の増強

看護部門からの情報　　看護部門があげている症例の生活上の問題点と、それに対する看護師のかかわりは以下のとおりであった。

- 清潔保持ができず、不潔傾向が著しい。
- 入浴はするが動作が緩慢で頭髪、身体を洗わない。洗うことを促しても石けんを身体になでつける程度で終わる。
- 毛髪は伸びたままで、散髪をすすめても拒否する。
- 自ら洗たくを行わない。スタッフが洗たく機の使い方を何度も指導したが使わない。
- 着衣が古くボロボロになり、異臭がひどいので処分するようにすすめても拒否する。
- 患者の身体やベッド周辺の悪臭が著しく、同室の他患から苦情が出たため、医療スタッフが部屋に消臭剤を置いている。
    * 以前、担当看護師がやや強い口調で衣服の処分を促したところ、「失礼な！」と激怒し、椅子を振り上げ、投げつけたことがあった。
- ROM（関節可動域）制限を理由に「自分でシーツが交換できない」「ベッドから起き上がれない」などの訴えがある。
    * この原因として薬物の副作用が疑われ、主治医が薬の調整を行ったが変化がなかったため、現在は特に何もしていない。ただし、同じ行為でもスタッフが見ていないところでは自力でスムーズに行っていることもあるようである。

臨床心理士からの情報　　ウェクスラー成人知能検査（WAIS-R）：20XX 年入院時実施

- 言語性 IQ（VIQ）= 71
- 動作性 IQ（PIQ）= 47
- 全検査 IQ（FIQ）= 56

第2章　作業療法のための情報の収集・評価

　　PIQ の結果から右大脳半球の機能の低下が考えられるが、VIQ も生活歴からすると以前のレベルより低下している様子であった。そのほか、

- 数唱は順唱6桁、逆唱3桁まで可能
- 見当識は良好
- 現首相、「奥の細道」の作者が言える

などの情報が得られた。

精神保健福祉士からの情報

20XX 年〇月△日の記録より

　　患者とともに患者の自宅に向かった。建物はかなり古く、室内は足の踏み場もないほど散らかっていた。精神保健福祉士（PSW）が室内の物に触れたことに怒り、「人のプライバシーにはかかわらないで」と言った。

　　今後、借地権を売却し、後見人に財産管理をしてもらい、退院後はマンションで単身生活をする方向で話を進める予定である（本人も「そのほうが楽そうね」と承諾した）。

Column　ウェクスラー成人知能検査（WAIS-Ⅲ）

　WAIS-Ⅲ（1997年）は、集団の中での個人の知能水準の位置を知ることのできる知能偏差値（IQ）が算出できる。

　適用年齢は16〜89歳である。

　ウェクスラーは「知能は目的をもって行動し、合理的に考え、効率的に環境と接する個人の総体的能力として定義されている」と考え、それをもとにこの検査法を作成した。

　WAIS-Ⅲでは、言語性検査は知識、理解、算数、類似、単語、数唱、語音整列の7つ、動作性検査は絵画完成、符号、積木模様、行列推理、絵画配列、記号探し、組み合わせの7つの計14の検査から言語性IQ（VIQ）と動作性IQ（PIQ）、および全検査IQ（FIQ）が算出される。

　動作性と言語性の差異や、下位検査間のばらつきなどが脳の機能障害の診断の補助に有効な指標になるため、今日多くの臨床の場で使われている。

　ちなみに、IQ の平均は100、標準偏差は15（平均より上下に分散）で、成人の約2/3の人の IQ はこの範囲（85〜115）に含まれている。

　旧版の WAIS-R 同様、言語性IQ（VIQ）と動作性IQ（PIQ）、全検査IQ（FIQ）の3つの IQ が数値化できるのに加え、言語理解（VS）、知覚統合（PO）、作動記憶（WM）、処理速度（PS）の4つの群指数も測定でき、いっそう多面的な把握や解釈が可能となった。

3 作業療法開始前の面接の進め方

初回面接の環境設定と準備

患者との面接にあたって

　初回の作業療法導入のための面接（以下、インテーク面接）は、相互の信頼関係の確立や作業療法に関するオリエンテーション、さらにはその後の作業療法の経過に大きく影響を及ぼす重要なものである。したがって、インテーク面接では、患者の話し方や話の内容、全身状態（表情や姿勢など）から、緊張や不安の程度、病識などをおおまかに把握する。

　ここでは、インテーク面接の際の①面接にあたっての準備、②面接での作業療法士の心得、③面接の進め方、④面接時に生じた状況の変化への対応、⑤面接の記録などについて述べる。

　なお、作業療法士が行う面接には、その目的や場所、日時などが事前に設定され、患者の了解を得て行うフォーマルな面接と、作業中の会話や雑談時に行うインフォーマルな面接（作業面接）などがある。

面接にあたっての準備

　医師から作業療法の処方箋が出ても、他者との言語的交流が困難な患者や他者との接触が刺激となり、病的な反応を引き起こす可能性がある患者の場合は、作業療法士が患者との面接を設定しても、すぐにはうま

作業療法導入時の面接の目的

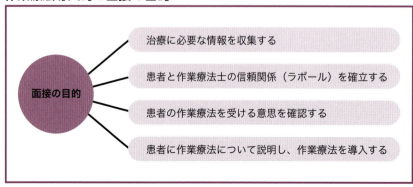

くいかないことが多い。

こうした場合、作業療法士は病棟でのレクリエーション場面など患者と顔を合わせていくなかで、適度な心理的距離を保ちつつ、作業療法士の関係に慣れてからインテーク面接を実施したほうがよい。

面接日時、場所の患者への伝達

作業療法士と患者との面接は、主治医や看護師をとおして日時を患者に伝える場合もあれば、前述したように作業療法士と患者が顔を合わせていくなかで患者に直接伝える場合もある。この場合は、患者と面接の約束をした後で、主治医や看護スタッフに患者との面接の日時、場所などを報告しておく。

面接時間

作業療法士が面接する場合は、患者から多くの情報を収集しようとして面接時間が長くなりがちである。患者が疲れないように十分配慮する（初回は30分程度がよい）。なお、体調が悪いようならば面接を早めに切り上げる。

面接場所の調整

面接にあたっては、患者のプライバシーが保障され、静かに「会話できる場」を用意する。たとえば、周りに知らない人がウロウロしていたり、職員が頻繁に出入りしたりするような場所では患者は話しにくく、話せない状況をまねくので避ける。

面接場所の調整

- 患者のプライバシーが保障されている「話せる」場
- 外部の音から遮断されている部屋
- 患者の話が外に漏れない
- ほかのスタッフの出入りが少ない
- 広すぎず、狭すぎず、ほどよい奥行きをもった空間
- 窓や入り口の位置・大きさ、採光に配慮した空間
- ソファー、書棚、机、植木などが置かれたリラックスできる空間

患者と作業療法士の位置・距離

患者が脅威を感じないですむような距離を保つ。お互いの顔や手が自然に見える距離で、患者にとって「自分の空間」を確保している感覚をもてる距離が適切である。

面接での作業療法士の心得

面接では、作業療法士が患者を評価するのと同時に、患者も作業療法士を評価している（作業療法士の能力を試すこともある）。作業療法士は下の表に示した「心得」に従って面接を行う。また、面接時の作業療法計画の説明の仕方について、次頁の表にまとめた。

面接場面での作業療法士の心得

話をよく聞く	●質問は患者の話の内容に関する確認、明確化、整理を目的とする ●あいづちをうつなど、話を理解していることを伝える ●話（感情、要求、悩み）をその人の立場に立って理解する ●個人の秘密に関する質問は慎重に聞く 　＊感想や意見は原則としてなるべく控える 　＊判断・援助を求められても、安易な保証、約束などはしない ●先入観や価値観を交えず、勝手な理解や判断をしない ●質問に対する抵抗や無言状態、質問したこと以外への話題の転換などがあってもすぐには解消せず、しばらく黙って傾聴する
本人が話したいように話してもらう	●「はい」「いいえ」でしか答えられない質問は控える ●疼痛、しびれ、苦痛などについては、できるだけ患者の表現を引き出す ●なかなか表現できない場合に情報収集を急いだり、誘導尋問をしたりしない ●「なぜ」を連発せずに情景描写を促す
ゆっくりと話す	●早口で話すと冷たい印象を与える 　＊特に面接の初心者は早口になりがちなので注意する
慎重な態度で接する	●威圧的で、見下すような態度は慎む ●逆になれなれしい態度も信頼を失うので注意する ●依存的で自分の側に作業療法士を引き込もうとする態度を示す患者がいる 　＊その場合は、ある程度の心理的距離を保持するよう心がける
面接で話している内容だけで本人を理解しない	●話している内容と実際の感情が食い違っていることがある ●報告している内容と実際が違うこともある ●非言語的情報や他職種から得られる情報と照らし合わせることも必要である

第2章　作業療法のための情報の収集・評価

面接時の作業療法計画の説明

作業療法の活動時間・曜日・場所、内容について説明する
集団活動の場合、参加者の層（年齢、状態像、性別）について補足することもある
必ず具体的に、

- 作業療法の目的
- 用いる手段
- 患者の守るべき項目（作業療法の時間厳守、危険な行為の禁止、道具の扱いで守るべきことなど）
- 作業療法士と決めた項目を守らないときの解決方法（作業療法の一時的中止など）
- 作業療法でかかる経費（「精神科作業療法」に関する費用）

などをわかりやすく説明する

情報収集の方法

　患者の全身状態は、そのときの精神状態のあらわれでもあるため、作業療法士は面接時に全身状態を観察し記録する。また、患者の表情の変化もそのときの精神状態をよく反映するので、表情の変化の有無やそのときの状況も観察し記録する。

　以下、統合失調症を例に解説すると、たとえば、洗面や着替えなどを適切に行わず、汚れたままの格好でいる場合は陰性症状のあらわれと考えられる。

　また、女性の患者で誰がみても不自然な化粧をしている場合は、妄想や幻覚に左右されているのかもしれないと考える。

　さらに、面接中に表情が異常に変化した場合は、衝動行為に対する注意が必要である。

面接の進め方

　作業療法士が患者に何をどういう順序で聞いていくのかを決めずに、その場の思いつきで質問すると、質問内容に反復や重複が多くなるだけでなく、あまり意味のないことに時間をかけすぎたり、逆に重要なことを聞けなかったりする。したがって、質問する内容および順序をあらかじめ決めておく（そうすると補足や聞き返しも容易になる）。

43

全身状態の観察

体型、服装、歩行状態
- 体型・肥満の有無
- 服装：汚れはないか、着衣がきちんとできているか、あるいは頻回に更衣しているか
- 歩行状態（薬物の影響の有無）

頭髪
- 汚れ、悪臭はないか
- きちんと整髪されているか
- 自傷行為による異常な抜け毛はないか

化粧
- 日ごろに比べ厚化粧をしていないか
- 奇異な化粧をしていないか
- 日ごろはきれいに化粧しているのに、かまわなくなっていないか

口部、鼻、耳
- 口渇、不随意運動、舌の異常、流涎などの薬物の副作用の出現はないか

- 口腔内の清潔：歯みがきはしているか、口臭がひどくないか、歯肉の異常の有無
- 口唇が乾燥していたり、口周囲に食べかすがついたまま放置し、汚れたままになっていないか
- 鼻閉の有無（薬物の副作用）、鼻声の有無
- 耳の清潔が保たれているか（耳垢の有無、悪臭）、耳痛の有無、異物の挿入の有無、難聴はないか

手指
- 爪が伸び放題になっていたり、爪の間が汚れたままになっていないか
- 爪の変色の有無
- 振戦の有無

足
- 爪が伸び放題になっていないか、においや皮膚疾患の有無

　一般的な流れとしては、患者に面接する理由などを説明してから、患者に「主訴、受診理由→現病歴→既往歴→家族歴→生活歴→現在の生活（入院生活）→将来の生活など」について聞いていく。

＊この順序はあくまでもめやすで、相手の反応をみながら適宜変更する。

　ただし、初対面の作業療法士から主訴や現病歴などをいきなりたずねられることに抵抗を示す患者もいる。その場合は、すべてを聞かなくてもよいという余裕をもって接する。

面接の開始

1. 挨拶：こんにちは、はじめまして

↓

2. 自己紹介：わたしは作業療法士の○○と申します。よろしくお願いします

＊医師が作業療法士に出した「精神科作業療法処方箋」を提示し以下のような
　順序で話しかける

↓

3. 患者の確認：○○さんですね。○年○月○日生まれで○歳ですね

↓

4. 主治医からの説明の有無の確認：先生からどのような説明を受けられましたか

＊患者が作業療法について知らない場合には、作業療法について簡単に説明する
　こともある

↓

5. 作業療法の経験の有無：これまで作業療法をされたことがありますか

＊患者が作業療法について知らない場合には、作業療法について簡単に説明する
　こともある

↓

6. 面接の目的：これから作業療法を開始するにあたり、どのように作業療法を進
　めていくか考えていきたいので、お話しする時間を設けさせてもらいました

↓

7. 面接の予定時間：時間は○分ぐらいで、○時○分ぐらいまでを予定しています

面接時に生じた状況の変化への対応例

　作業療法士が面接する際、患者が抵抗していると感じたら、根掘り葉掘り質問することは避ける。

　たとえば、面接中に作業療法士の問いかけに対してあまり話したがらない場合、「話したがらない」ということ自体が情報として重要な意味をもつ。なぜなら、この情報によって、その患者が自分のなかで今のおかれている状況をまだ整理できていないと推測できるからである。つまり、その話を切り出すのに適切な時期ではないと判断できる。

　いずれにしても、作業療法士は焦って一度の面接ですべてを聞き出そ

3　作業療法開始前の面接の進め方

面接の実際（1）

主訴、受診理由
- 主訴は丁寧に聞くほどよい
- できれば受診の経緯を聞く

1．来院および入院の理由
- どのようなきっかけでこの病院にいらっしゃったのですか
- 何にお困りで入院されたのですか

2．受診の経緯
- 病院に来るきっかけになったのはどんな状態からですか

3．具合の悪さ
- 具合が悪いところはありますか
- どこの具合が悪いですか

4．困っていること
- 困っていることはありますか
- どのようなことで困っていらっしゃいますか

現病歴
　患者が自分の病気をどのように認識し、どのくらい客観視できているかを把握する
＊病識、病感が確認されることが多い
　また、発症は何歳ごろ（いつごろ）で、どんなふうにはじまったのか、最初の体験や内容を簡単に聞く
- 語った内容が漠然としている場合、話を明瞭にするための質問はしてもよいが、できるだけ中立的な内容の言葉を用い、コメントはしない
- 体験内容が明らかになった場合、その内容の時間的推移を聞いていき、現時点まで導く
- 再度、発症時に戻り、その後の生活の様子についてたずねる

1．発症時
- いつごろから具合が悪いと思いはじめましたか
- 何かいつもの自分ではないと思ったり、言われはじめたのはいつごろからですか

2．病状の経過
- そのとき、どのように具合が悪いと感じましたか
- どんなふうに具合が変わっていきましたか

3．発症状況
- 具合が悪くなったころの生活はどんなでしたか
- そのころの〇〇さんの周りの状況はどんなでしたか

- そのころ、何か出来事がありましたか

4．発症後の生活の様子
- その後の生活の様子はどんな感じですか

5．薬物療法への認識（服薬管理ができているか）
- 今飲んでいるお薬はどのようなものですか
- 1日に飲むお薬の回数は何回ですか
- 主治医の先生からどのような効果があると聞いていますか

6．病状回復に対するとらえ方
- どのようになりたいと考えていますか

既往歴
　医師のカルテ、記録などから確認できるため、簡単に病気や大きなけが、入院歴や手術の経験があるか、それがいつごろのことなのかなどを聞く（自殺企図の有無もうかがい知る）
- 今までに大きな病気やけがをしたことがありますか
- 入院や通院で治療を受けたことはありますか

家族歴
　家族と本人との関係がどういう状態なのか、家族の経済的背景や社会的地位などを知る
- 「〇〇さんの家族のことも教えてください」など、話を転換する
- どのような家族構成なのかを聞く
＊基本的には、同居している人について聞き、簡単に家族関係の図を描く。さらに本人の家族に対する感情などを聞く
＊「亡くなりました」などの答えがあった場合は「ご病気ですか」と聞く。もし「自殺しました」というような答えが出たら、そのことにはそれ以上触れず「そうでしたか」と簡単な返答にとどめて次の話題に移る
＊家族や親戚に自殺者がいる場合、統合失調症やうつ病など、遺伝的要因を把握できることがあるので注意すべきであるが、本人からの話に出てこなければ、特に聞き出さなくてよい

1．両親
- ご両親はご健在ですか
- お父さん（お母さん）はおいくつですか
- お父さん（お母さん）はどのようなお仕事をされているのですか

（次頁に続く）

第2章　作業療法のための情報の収集・評価

面接の実際（2）

- ●お父さん（お母さん）はどんな人ですか
- ●お父さん（お母さん）とはよく話をしますか

2. きょうだい
- ●ごきょうだいは何人ですか
- ●上から何番目のお兄さん（お姉さん）ですか
- ●お兄さん（お姉さん）は今何歳ですか
- ●弟さん（妹さん）はどんな人ですか
- ●お仕事は何をしているのですか

3. 配偶者（本人が既婚者の場合）
- ●ご結婚はされているのですか（結婚して何年ですか）
- ●奥さん（ご主人）はおいくつですか
- ●奥さん（ご主人）はどんな人ですか

4. 子ども（本人に子どもがいる場合）
- ●お子さんはいらっしゃいますか
- ●おいくつですか
- ●どんなお子さんですか

生活歴

　患者の生活史のテーマをつかむことは、患者のパーソナリティや対人的反応パターンを理解することにつながる

　そのほか、作業療法を進めていくうえでの手がかりとなるような患者の周囲の状況がわかることもある。また、元来の生活パターンを知ることに加えて、健康な状態から発病への屈曲点をつかむことが重要である

＊生活歴、家族歴などの個人的なことに触れられることを嫌がる場合は「〇〇さんの今の問題は、今だけではなく過去からつながっているかもしれないので、少し〇〇さんの個人的なことをうかがわせてください」とお願いしてみる

1. 出生地
- ●お生まれになったのはどこですか
- ●育ったのはどこですか

2. 教育歴と学校時代
- ●保育園や幼稚園には行かれましたか
- ●小学校（中学校、高校、大学）の場所はどこですか（公立ですか、私立ですか）
- ●中・高校時代の成績はどうでしたか
- ●何かクラブ活動は行っていましたか
- ●お友だちはたくさんいましたか
- ●転校したことはありますか

3. 職業歴
- ●どのような職業に就いていましたか
- ●いつからいつまでですか
- ●何か役職に就いていましたか
- ●勤務状況はどうでしたか
- ●職場での対人関係はどうでしたか
- ●転職の経験はありますか、その理由は何ですか

その他の情報

1. 気質、性格
　病前性格を聞き、性格変化の有無を確かめることもある

　自己評価をたずね、患者が自分を客観視できているかどうか、また、過小評価や過大評価の有無などを確認する

2. 趣味、嗜好
　患者の興味や関心を把握し、作業を選択する際の参考にする

　嗜好については、酒やタバコなど依存性の高いものについて確認する（入院の際は病院での管理が必要となる）
- ●〇〇さんの趣味は何ですか
- ＊趣味が音楽鑑賞や映画鑑賞、カラオケなどの場合は、できればジャンルも確認するとよい
- ●喫煙なさいますか（1日何本くらい吸いますか）
- ●お酒は飲まれますか（どのくらいですか）

入院生活

　入院中の生活の話に戻し、最近（ここ2、3日）の生活にしぼって、どのような1日を送ることができているのかを把握する

＊日常生活に関する情報は、大部分が他職種（医師、看護師、精神保健福祉士）から入手できるため、初回面接では簡単にふれる程度にする。また、詳細については、患者とのラポールを築くことができてから質問したほうがよい

1. 1日のスケジュール
- ●起床時間、朝・昼・夕食時間、服薬時間、その他の時間

2. 週間スケジュール
- ●入浴日、買物日、外出日、看護師が企画するレクリエーションなど

（次頁に続く）

47

面接の実際（3）

3. 入院生活での QOL
- 入院生活はいかがですか
- 充実していますか、それとも退屈ですか

将来の生活について
　作業療法利用後の生活についてたずねる
　1日の過ごし方、就労先、家庭生活、経済的背景などを具体的に話してもらう（「夢物語」であってもよい）
　長期目標設定の際に参考にする

- 退院（作業療法終了）後の具体的な生活について教えていただけますか

面接終了時の挨拶
- 今日はいろいろとお話ししていただいてありがとうございました
- 何かわからないことがあったら、いつでも聞いてください

と丁寧に挨拶してから別れる

うとせず、患者の状態の変化に注意しながら、タイミングをみて情報を収集していくことが大切である。

● 思い切って話を中断し、質問を変える

　患者の話があまりにもまとまりがなかったり、話がそれたりする場合には、患者に断っていったんその話を中断し、質問を変えてみる。

● 数分間待つ

　返事があるまで、黙って待つ（患者の沈黙に耐えることもよい聞き手の条件である）。

● 妄想について話しはじめたときの対応

　患者が妄想について話しはじめたときは、作業療法士は患者の話を丁寧に聞きつつも、その話について否定も共感もせず、かつ内容には深入りしないように聞くだけにする。

　また、「そうですか。それでは次に○○についてうかがってもいいですか」という丁寧な言い回しで、話題を切り替える方法もある。

面接の記録

　面接で得られた情報は、内容を十分に整理し、わかりやすい表現で記録することが大切である。そのためには、できるだけ丁寧に面接を記録する。

　特に、患者の全体像を評価するうえで、面接後の記録を読み返し、患

面接時の評価内容

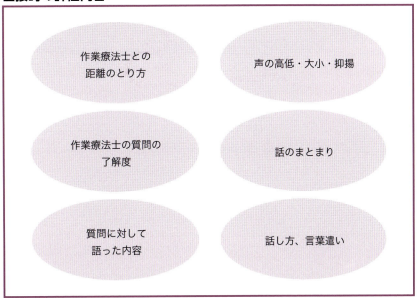

者の話がどういったことを意味しているのかを検討しておくことが作業療法を展開していくために重要である。

また、チーム医療において、ほかの医療スタッフが読むことも念頭におき、他者にもわかりやすい表現を用いることが必須である。

さらに、面接した作業療法士が患者に対して、そのとき感じたことや印象などの主観的なことも記録しておく。

記録時の注意

特に精神症状には、行動や言動だけではとらえることのできない、明確に言語で書き表すことのできないものも多いので、できるだけ客観的な表現を用いて記録する。

たとえば、「(面接時に) 話し方にまとまりがない」と書くだけでは、記録を読んだ他者が思い浮かべる状況は、人によりまちまちになる。

また、いわゆる「まとまりのなさ」は、統合失調症の「滅裂思考」と、うつ病による「思考力の低下」など、疾患によって特徴が異なる。したがって、個々の面接時のやりとりを具体的に記録することが重要である。

| 症例 1 の続き | **面接終了までの過程の例** |

■ 面接にあたっての準備 ■

面接の設定　　入院から○か月後×月、担当の作業療法士が交代することになったため、新たに担当になった作業療法士が面接を行うことになった。この患者とは、すでに病棟レクリエーション（スポーツ）の場面で面識があったため、直接患者に話しかけ面接の約束をとりつけた。

**面接場所
の設定**　　面接場所は患者のプライバシーが保障され、静かに話せる場として病棟のカンファレンス室を選択した。

■ 全身状態の観察 ■

　　患者は薄手のセーターに膝丈のスウェットパンツという服装で、素足にスリッパを履いて来室した。着衣は汚れ、スリッパは擦り切れていた。毛髪は肩から10cmほど下まで伸びて絡まっていた。
　　顔には脂が浮いており、洗顔していない様子。患者の身体から悪臭がしていた。カンファレンス室に入ると部屋の奥にゆっくりと進み、椅子に座った。

■ 面接の内容 ■

　　以下、作業療法士をOTR、患者をA氏と記す（A氏には吃音がある）。

**挨拶・
自己紹介**　　OTR：Aさん、もうご存知とは思いますが、前の担当の作業療法士が休職することになり、今度はわたしがAさんを担当することになりました。△△（OTRの氏名）と申します。よろしくお願いします。
　　A氏：…。は、は、はい。（視線はしっかりOTRに向いている）

第2章　作業療法のための情報の収集・評価

面接目的
の説明

OTR：Aさんはすでに作業療法に参加されていますが、今度わたしが
Aさんの担当に代わったので、これからいっしょに作業療法をやっ
ていくにあたって、どういうふうにやっていくか、改めてAさんと
話し合いたいと思い、来ていただきました。

A氏：…。（沈黙。視線はしっかりOTRに向いている）

OTR：まず、作業療法のことについてちょっと確認させてください。
Aさんはもう作業療法をやっているので、「作業療法ではどんなこと
をするのか」ということは知っていらっしゃるとは思いますが。

A氏：ス、スポーツとか、しゅ、手芸とか、や、やった。

作業療法
の説明

OTR：そうですね。少しかたい話をしますと、作業療法はリハビリテー
ションの一環でして…。リハビリテーションという言葉は聞いたこ
とがありますか。

A氏：…けがした人とかが…。く、訓練したりとか。

OTR：ええ、そうですね。いろいろな理由で入院したり、入院しなく
ても仕事や学校を休んだりした人が、社会復帰、たとえば、退院した
り、仕事や学校に戻ったりするための準備をするのがリハビリテーシ
ョンで、作業療法もその一種なのです。
お薬と同じように主治医の先生から「処方箋」というものが出されて、
「作業療法をやりましょう」という指示があって、作業療法をやるこ
とが決まります。

A氏：…。（沈黙。視線はOTRに向いている）

OTR：それで、わたしがAさんの担当ということになりまして、これ
からどのように作業療法をやっていくかをいっしょに考えていきたい
ので、そのためにAさんのことについて教えていただきたいのです
が、よろしいですか。

A氏：…は、はい。

答えなくて
もよいこと
の保証

OTR：もし、話したくないことがあったら、遠慮なく「そんなことは
言いたくない」とおっしゃってください。

A氏：は、はい…。あ、あの、ティ、ティッシュないかしら…。口が…。

51

（流涎を訴えるが、吃音で聞き取りにくい）

OTRがティッシュペーパーを渡すと口元の流涎をぬぐう。

● **質問時の留意点**

この患者については、他部門から

● 強制されることへの抵抗がある

● 同情的な言葉に被害的になりやすい

● 自分の所有物に触れられるのを嫌がる

などの情報を得ていたため、受診理由や主訴など病気にかかわる部分には触れず、教育歴や職業歴など生活歴から質問をはじめた。

教育歴 ……… OTR：まず、Aさんの小さいころの生活から聞かせていただきたいのですが、よろしいでしょうか。

　　　　　＊本稿では、通学期間に関するA氏の会話内容は割愛した。

職業歴 ……… OTR：卒業された後はお仕事をなさっていたのですか。

A氏：…は、はい。

OTR：どういったお仕事を。

A氏：…い、い、いろいろね。

OTR：たとえば、どんな…。

A氏：…お、お年寄りの、い、いるところとか…。

OTR：どういうことをされていたのですか。

A氏：…。（しばらく待つが返答がない）

OTR：どのくらいの期間だったか、覚えていますか。

A氏：…と、と、年寄りの…世話っていうのは、大変でね…。け、結構人間関係も大変だったわ。た、た、体力もい、いるのよ。

OTR：そうだったんですか…。大変だったんですね。そのお仕事は、どのくらい続けておられたのですか。

A氏：…ど、ど、どのくらいだったかしら。（しばらく沈黙）

　　　　　＊この場合の沈黙の原因としては、記憶力の低下、あるいは「話したくない」などが考えられる。

第2章　作業療法のための情報の収集・評価

趣味 …………………… OTR：思い出せないようでしたら、いいですよ。では、ご趣味の話を
　　　　　　　　　　聞かせてください。何か、好きでやっていたことはありますか。

　　　　　　　　　A 氏：…。（視線を宙に浮かせ、沈黙する）

　　　　　　　　　OTR：思い浮かびませんか…。何か思い出したら後で教えてください。

　　　　　　　　　　＊患者が沈黙する時間が多く、この時点ですでに20分以上経過して
　　　　　　　　　　いる。

既往歴 …………………… OTR：では、ちょっと話題を変えましょうか…。A さんは、以前に何
　　　　　　　　　　か大きい病気などをしたことはありますか。

　　　　　　　　　A 氏：…。（沈黙。口元の流涎をぬぐう）

　　　　　　　　　OTR：病気などで以前に病院に入院されたことはありますか…。

　　　　　　　　　A 氏：…な、ないわね。（ちらりと時計に視線を向ける）

入院理由　　　 OTR：そうですか…。では、今回、この病院に入院されていますが、
の認識 …………　　　　どんなことにお困りで入院されたのですか。

　　　　　　　　　A 氏：…。（しばらく沈黙）

　　　　　　　　　OTR：こちらに入院されたきっかけは。

　　　　　　　　　A 氏：…わ、わからないけど、いきなり、にゅ、入院しろって、言わ
　　　　　　　　　　れて…。

　　　　　　　　　OTR：誰にでしょうか。

　　　　　　　　　A 氏：…な、何か、いろんな人が来て…。に、入院させられて。

入院生活で　　 OTR：そうだったのですか…。では、今 A さんが一番困っていらっし
困っている …………　　ゃることは何ですか。
こと
　　　　　　　　　A 氏：…ト、トイレが。ト、トイレを、よ、汚しちゃって。

　　　　　　　　　OTR：トイレを汚してしまうのですか。

　　　　　　　　　A 氏：…ほ、ほかの人に文句言われるのが。

　　　　　　　　　OTR：なるほど。そうなんですか。

　　　　　　　　　A 氏：い、いろいろ言ってくる人がいて。それが、嫌ね…。あと、音
　　　　　　　　　　がうるさくて。

　　　　　　　　　OTR：音というのは、何の音ですか。

A氏：…お、同じ部屋で、お、音をうるさく立てる人が…い、いて。

OTR：同じ部屋の人が立てる音が、うるさくて気になるわけですか。

A氏：…に、人間関係がね。

入院生活の
スケジュール

OTR：わかりました。大変ですね。それでは、次にAさんの最近の様子を教えてください。まず、1日のスケジュールから。

A氏：…。

OTR：まず、起床は何時ごろですか。

A氏：…ろ、6時ね。

OTR：朝はすっきり起きられますか。

A氏：ね、寝過ごしちゃうことがあるわ…。（にやりと笑って言う）

OTR：そうですか…。で、起きた後は。

A氏：…。

OTR：朝ご飯は、何時からでしたっけ。

A氏：…7時半くらいかしら。

OTR：そうですか…。朝食をとって、その後は何をして過ごしているのですか。

A氏：…作業療法があって。

OTR：そうですね。金曜は作業療法がありますものね。では、作業療法がない日は。

A氏：…寝ている…かしら。

OTR：お昼までずっと、ですか。

A氏：…そ、そうね。

OTR：そうですか。では次に、お昼ご飯があって、午後はどうしていますか。

A氏：…ね、寝ちゃうことが多いわ…。（にやりと笑う）

OTR：たしかに、食べた後は眠くなりますよね。テレビを見たりすることは。

A氏：…テ、テ、テレビを見たり。

OTR：入浴は。

A氏：…げ、月曜と、木曜と…、ど、土曜。

第2章　作業療法のための情報の収集・評価

OTR：その曜日は午後にお風呂に入るわけですね…。あと水曜日は書
　　道がありますね。で、夕食があって…。その後はどうですか。消灯時
　　間まで少し間がありますけど。

A氏：…ね、寝ちゃうわね。

服薬状況　　　OTR：寝る前にお薬は飲んでいますか。

A氏：…そ、そうね。

OTR：お薬を飲まないと、夜中に目が覚めてしまいますか。

A氏：…ほかの人の音が…。あ、あと、トイレに。（質問とは違う答え
　　が返ってくる）

OTR：そうですか、寝る前以外に、何かお薬は、飲んでいらっしゃい
　　ますか。

A氏：…え、え。

OTR：どういったお薬ですか。

A氏：…飲みなさいって、せ、先生と看護師が言うから…。何か、落
　　ち着く薬、みたいね。（患者は時折時計をちらりと見る）

OTR：だいぶ時間がかかってしまいましたね。ごめんなさいね。あと、
　　今後のことについてお聞きして、終わりにしましょう。疲れてしまい
　　ますよね。

A氏：…。（うっすらと、にやりと笑う）

本人の希望、　OTR：Aさんは今後の生活について「こうしたい」というふうに、考
今後の生活　　　えていることはありますか。

A氏：…わ、わたしもそろそろ、しゃ、社会復帰しないとね。（にやり
　　と笑って言う）

OTR：「社会復帰」ですか。何か具体的に考えていることはありますか。

A氏：…や、やっぱり、し、し、仕事をしないとね…。い、一人前の
　　社会人は。（にやりとする）

OTR：やりたいお仕事はありますか。

A氏：…な、何か、社会の、や、役に立つことがいいわね。い、今の
　　時代は資格をもっていないと。か、介護の仕事とか…。さ、作業療法

55

症例1の続き　面接終了までの過程の例

っていうのは、やっぱり、し、資格がいるんでしょ。

OTR：そうですね。学校で勉強した後、国家試験を受けて、それに合格したら免許をもらえます。Aさんは、社会復帰をするために、まずはこういうことをしようというイメージはおもちですか。

A氏：…た、退院したいわね。

OTR：そうですね…。では、退院に向けて、今必要なことは何だとお考えですか。

A氏：…さ、作業療法を、やることかな。

作業療法への希望

OTR：作業療法では具体的に何をしたらと考えていますか。

A氏：…しゃ、社会復帰のための、練習をしたいわね。

OTR：社会復帰のための練習ですか。たとえば、どんなことですか。

A氏：…みんな、手芸や、ワープロとか、やっているんでしょ。

OTR：そうですね、そのほかにもいろいろありますね。いまAさんは書道とスポーツに参加されていますよね。これは、Aさんが希望されたのですか。

A氏：…べ、別に。××さん（前任のOTR）が決めたから。

OTR：そうだったのですか…。Aさんの希望というわけではなかったのですね。では、この機会にプログラムについても、話し合ったほうがよいですね。

A氏：…そ、そうね。先生も、作業療法をもっとやりなさいって、い、言ってるし。

OTR：Aさんもさっき話していらっしゃったように、手工芸を中心としたプログラムがあるんですよ。月曜から金曜の午前中です。

＊ここで、作業療法プログラムの週間スケジュールが書かれている用紙を見せる。

このプログラムをやってみるというのはどうでしょう。

A氏：…で、でも、それだと、（週）さ、さ、3回になるから。さ、3回はちょ、ちょっと、大変ね。

OTR：回数が増えるのは大変ですか。では、今やっている書道とスポーツのうち、どちらかを手工芸に変更して、週2回のままでいくとい

うのはどうですか。

Ａ氏：…そ、それなら、いいわね。

OTR：どちらを変えますか。

Ａ氏：…ス、スポーツはやりたいから。

OTR：では書道を手工芸に変えましょうか。

Ａ氏：…そ、そうね。

OTR：では、回数は今までどおり週2回で、プログラムをスポーツと手
　　　工芸にする、ということでやってみましょうか。

Ａ氏：…は、はい。ワ、ワープロとか。

OTR：具体的に何の種目をやるかというのは、今はまだ決めないでお
　　　きましょう。作業療法室に行けば、いろいろなものがありますから、
　　　まずは、それを見てもらって…。実際に見たら、ほかにもやりたいも
　　　のがあるかもしれませんしね。

Ａ氏：…そ、そうね。

OTR：では、さっそくですが、明日の午前中に見学してみるというの
　　　はいかがですか。

Ａ氏：…あ、明日は買い物がある日だから。

OTR：では、あさってはいかがですか。

Ａ氏：…ええ。

OTR：では、あさっての午前9時半に作業療法室で。場所はご存知です
　　　よね。

Ａ氏：…ええ。

OTR：では、最後にＡさんご自身が考えていらっしゃる「作業療法の
　　　目的」を教えていただきたいのですが…。いかがですか。

Ａ氏：…しゃ、社会復帰の、ため、かしら。

OTR：まずは退院して、社会復帰してお仕事をするため、ということ
　　　ですね。

Ａ氏：…そ、そうね。

OTR：わかりました。それでは、今日は長い時間、ありがとうござい
　　　ました。

Ａ氏：…はい。（すっと椅子から立ち上がる）

面接で得られた情報の記録・整理

生活歴 ……………
- 職業歴：「年寄りの世話など、ボランティア」をした。
- 仕事をした期間については「どのくらいだったかしら」と言い、具体的には話さなかった。
- 趣味：沈黙し、話さなかった。
- 既往歴：「これまで病気などで入院したことはない」と言った。

入院理由 …………
「急にいろいろな人に『入院しろ』と言われて入院した」、入院させられた、という認識をもっている。

困っている ………
こと
- トイレを汚すと、ほかの患者から文句を言われること。
- 音をうるさく立てる同室の患者との人間関係。

生活スケ …………
ジュール
- 6時：起床（寝過ごすことがある）。
- 7時半：朝食。
- その後、作業療法に参加（作業療法がない日は寝ている）。
- 昼食後、夕食後は寝ていることが多い。
- 入浴は月、木、土曜日と認識している。

患者の希望 ………
- 今後の生活：社会復帰を望んでいる。「一人前の社会人は仕事しないと」「介護など、社会の役に立つ仕事がしたい」と発言した。
- 退院に向けてしなければいけないことについては、作業療法と答えた。
- 作業活動はスポーツと手工芸を選択した。

58

4 作業療法評価のための観察・心理検査などの進め方

観察の項目と内容

　精神科において作業療法士が行う観察とは、患者の実際の生活や作業の様子を作業療法士自身の目で見て記述する評価方法である。

　観察にあたって作業療法士は、特に患者が作業活動において「どのような状況において」「どのような側面をみせるのか」などを観察する。

　重要なのは、ある一時的な場面での観察だけで患者の状態を評価するのではなく、生活全般を経時的に見て評価することである。

対人関係の観察

　作業療法士は、患者の、医師や看護師、他患との接し方や、対人関係のパターンなど、患者がどのような行動（関心の示し方や程度、関係のもち方、かかわりの恒常性、認知の仕方など）をとるのかを観察する。

　また、集団活動では、他患との付き合い方、行動や態度、協調性、どのようなグループなら安心して参加できるのかなどを観察する。周囲の状況（集団を構成する人、人数など）で異なる反応を示すこともあるので注意して観察する。

生活活動の観察

　入院中の患者であれば、食事、整容、更衣などの ADL（日常生活動作）や、洗たく、掃除、炊事、金銭・時間・物品の管理、健康管理などの APDL（生活関連動作）について観察する。

　通院している患者の場合も同様であるが、ADL に比べ、より APDL のウエイトが高くなる傾向にある。

観察・記録時のポイント

　作業療法士は患者とともに活動し、かかわりながら観察することで、より具体的な評価が可能となる。患者の行動や様子、たとえば、独語、空笑、傾眠など、一つひとつの要素を観察し記録する。また、対人関係

については、患者が周りにいる人を避けるか、他者の存在や会話を気にかけるか、他者といっしょにいるときの様子などを記録する。

ただし、これらは個々の状況や症状であり、それが患者の全体像を浮かび上がらせたことにはならないし、状態像や疾患名にも結びつかないということに留意しておく。

対人関係の観察

患者の周りにいる人を避けるか
- 挨拶、話しかけ、誘いに反応しない
- 近づくとその場を去る
- 食事なども自室で1人で食べる

他者の存在や会話を気にかけるか
- 他者同士の会話を聞いて笑ったりする反応を示すか、自分から話しかける
- 質問には「はい」「いいえ」などの返事はする

他者といっしょにいるときの様子はどうか

会話の様子はどうか
- 早口でまくしたてる
- ゆっくりと間をあけて話す
- ふつうの速さで話す
- TPOに合わない話題をもち出す
- 突然話しはじめる
- 一方的に話す
- 自分から話さずに相手の話を聞いているだけ
- 沈黙している

コミュニケーションの相手との距離はどうか
- 適当な距離をとっている
- 近づきすぎ、あるいは離れすぎている
- 性的なものを感じさせるタッチングはない
- 医療スタッフの治療的タッチングを嫌う

位置、態度はどうか
- 相手の目を見ることができる位置にいる
- 背を向けている、寝転んだまま

身振りや手振りの表現が多くないか
- ジェスチャーが大げさすぎることはない
- 機敏、遅い、落ち着きがある
- 指で机や膝などを叩いたり、貧乏ゆすりなどをしていない
- あくびが多い
- チックがある
- 作業療法士が声をかけたら反応する

他者に対して拒絶的ではないか
- 他者に接近されると緊張して身構える
- 話しかけても黙っていて答えない
- 場を離れる
- どこかに隠れたりする
- 言語表現が攻撃的、易怒的、口調が荒い、声の調子が高い
- 表情がかたく緊張が強い、相手をにらむなどがみられる

他者に依存的ではないか
- 日常のすべてのことについて人任せ
- スタッフがいっしょだと行動するが、援助しないと行動しない
- 自分でできることでも他者に援助を求める
- 判断や決定が人任せ

他者と共生的関係をもとうとするか
- 自分の要求を受け入れてくれる相手を選び、要求が通らないと相手を攻撃する
- 共生関係にある相手と同一行動をとろうとする
- 自分と相手との所有物を区別するという認識が乏しい（洋服、靴など）

第2章　作業療法のための情報の収集・評価

心理検査、評価尺度を用いたテスト

　　人格検査や知能検査などの**心理検査**は、多くのサンプルで統計をと
り、標準化されたものであるため、点数による結果が示され、平均値や
標準偏差との比較ができるというメリットがある。

　　なお、作業療法士が心理検査を実施するときは、その目的を患者に十
分に説明し、本人の了解を得て施行する。

心理検査の理解

人格検査

　　矢田部 - ギルフォード（Y-G）性格検査、ミネソタ多面人格目録
（MMPI）、顕在性不安尺度（MAS）などの質問紙法と、ロールシャッ
ハテスト、描画（HTP）テストなどの投影法がある。

- **質問紙法**：被検者に多数の質問をし、その回答を分析して、性格傾向
  を把握する。
- **投影法**：絵や図を提示して意味を解説してもらったり、未完の文章を
  提示して、それを完成してもらう。投影法ではその人の人格のさまざ
  まな面を反映した内容となるため、人格の統合的、全体的な面を把握
  できる。

知能検査

　　知能は、広義には「新しい事柄を学習する能力や新しい環境への適応
能力」、狭義には「抽象的思考能力」と定義される。つまり、目的に沿
って行動し、合理的に思考し、効果的に環境を処理する「個人の総合
的・全体的能力」である。

　　知能検査は、あらかじめ用意された問題への正答の度合いを検討する
ことにより「知能」を間接的に知る方法で、ビネー式知能検査とウェク
スラー成人知能検査（WAIS）がある。知能の程度は知能指数（IQ）
で示される。

- **ビネー式知能検査**：問題が難易度順に配列されており、どの程度正解
  できたかで精神年齢（MA）を評価する。

61

MAを生活年齢（CA）で割って100倍し、知能指数（IQ）を出す（IQ = MA/CA × 100）。

成人の知能測定や知能の診断的把握には向かないと指摘されている。

検査時の配慮・注意

検査時には、全身的な健康状態、意識の清明性、周囲への反応や注意力を確認しておく。

Column　人格検査

質問紙法

● 矢田部 - ギルフォード（Y-G）性格検査

性格特性を神経質、協調性、活動性などの12の尺度から測定する。

● ミネソタ多面人格目録（MMPI）

精神障害者と非精神障害者を識別する目的で作成されたものであるが、人格特徴を多種多様の角度から把握できる。具体的には、ハザウェイらが考案した26の大項目からなる550の質問に、「はい」「いいえ」「どちらでもない」の3つで答えてもらう。

● 顕在性不安尺度（MAS）

顕在的な不安を測定するもので、全体的な不安感の増減を評価するのに有用である。

上記のMMPIの質問の中から、キャメロンの慢性不安反応の定義に沿うものを、65の質問項目にまとめてある。

被検者は、質問に対して「はい」「いいえ」のどちらかの答えを所定の用紙に記入する。

投影法

● ロールシャッハテスト

被検者には、10枚の図（四角い紙の中央にインクの染みをつけて内側に2つ折りにしてできた左右対象の図）に対する想像を述べてもらう。そこから人格を多面的に分析する。

①色彩への反応は情動の特性

②濃淡への反応は情緒的不安

③運動反応は空想や他者への共感性

④形態反応は知的な特性

などをあらわすとされている。

人格についての所見は反応に基づく解釈であり推測である。たとえば図形の形態的特性を客観的に、しかもある程度細部にわたって正確にとらえ、それを反応としての知覚像に取り入れている場合は、現実でも物事を客観的に正確に認識できる確率が高いと推定する。

● 描画（HTP）テスト

House（家）、Tree（木）、Person（人）の絵を描いてもらい、通常はあまり意識化できないような人格の側面や心理的防衛を把握する。

絵には、言葉では説明できないが心に感じているものが表現される可能性がある。そこで、描かれた絵から精神の状態を把握していこうとするテストである。

● P-F スタディ

日常生活で出会う各種の欲求不満場面を描いた24枚の絵に対する反応や態度から、被検者の性格傾向を把握する。

● 絵画統覚検査（TAT）

意味のはっきりしない情緒的場面の絵を見て、その場の状況を物語ってもらい、被検者の性格傾向を把握する。

疲労への配慮

　患者は疲れやすく、集中力が続かないことが多いので、検査には長い時間をかけないほうがよい。また、休憩のタイミングや検査の分割、検査の施行順序などについても工夫する。

検査に対する患者への配慮

　患者に質問すると、その内容を不審に思ったり、不機嫌になったりすることがある。また、検査に圧迫感や侵害感をもち、検査を受けることをためらう患者もいる。検査をするという現実に直面して動揺し検査を拒否することもある。

　患者は一般に答えをせかされるのを嫌がることが多い。すぐに答えられないと、ばかにされるのではないかと不安に陥りやすい。したがって、検査に対する動機づけを高め、細やかな配慮をして、反応の正誤にかかわらずその答えを受容し、検査終了時にはねぎらいの言葉をかけるなどの対応が、その後の患者との人間関係を保つうえで大切である。

検査結果を評価する際の注意点

　知能検査の成績は、患者の気分や緊張、不安などの精神状態、疲労などの身体状況などによって実際より低く算定されることがある。また、患者が検査や質問に不安を抱き、そのために実際の能力以下の成績になることもある。

　さらに、抑うつ気分などにより意欲や集中力、判断力などが低下して検査の成績が悪くなることもある。反対に抑うつ状態が軽快すると知的機能の回復がみられることも多い。

　このように、1回の知能検査の成績だけでは、必ずしも患者の知的能力を判断することはできない。

　人格検査を実施し、「抑うつ的な傾向がある」と結果が出た場合、その結果に当てはまる患者の行動や様子を探すことに熱心になってしまう危険性もある。検査結果のみを「最優先」して患者を評価、認識しないように注意する。

作業活動による評価

作業活動に参加しているときの様子から、患者の状態の経時的変化や他者との比較、作業能力、精神症状と作業活動の関連などを評価する。

作業能力の評価

患者が作業を理解し、作業活動に慣れてきた時点で、患者の作業量や作業の速さ、作業継続時間の傾向など、作業能力を評価する。

また、作業療法士は作業工程での患者の誤作業の様子や、患者が単独で作業できる度合をみることにより、その患者の作業内容についての理解度のほか、巧緻性、計算力、効率よく作業する能力など、さまざまな面を評価する。

精神症状と作業活動の関連の評価

作業を行っているときの精神症状の状態を記録する。すなわち、作業に集中することで幻聴などが軽減するか、逆に増悪するか、その変化はどのような作業活動においてみられるかなどである。

作業活動の状況を記録するポイント

すでに述べたとおり、評価と作業活動は時期を明確に分けて行われるものではない。患者の状態に対応しながら作業活動を進めていくためには、作業療法士は毎回の作業活動の場面で、つねに評価の視点をもって作業活動を進めていく。

また、日々の作業療法の状況について正確な評価と記録の積み重ねがないと作業活動を振り返ることはできず、的確な作業活動の指導も行えない。特に作業療法を行っている瞬間には気づかなくても、記録を見直すことで重要な変化の発見や十分な考察ができることもある。

記録としては、

①誰のどのようなかかわりに対し、患者がどのように反応したか

②どのようなときに精神症状が作業に干渉してくるか

③作業量や作業時間に変化があるか

④患者の発言の内容

などをわかりやすく記述することが重要である。

記録上の注意

　たとえば、作業量について「○○をたくさん行った」と記録した場合、「たくさん」とはどのくらいの量なのか、人によって思い浮かべる数はまちまちである。記録した人以外の関係者が読んだとき、患者の状態を正確に把握することはできないし、記録した本人が後で読んでも正確な状況を思い出せないかもしれない。「××を○分間で何回行った」のように作業量を記録するほうが、より具体的で客観的である。

　また、患者の発言について、たとえば「○○さんが、△△さんをばかにした」と記録したのでは、どういう状況だったのか、誰も状況を把握することができない。なぜなら、患者の行為の意味をどうとらえるかは聞く人の主観に影響されるので、○○さんの発言を聞いたすべての人が「△△さんのことをばかにしている」と思うとはかぎらないからである。「○○さんが△△さんに対し、□□と言った」など、具体的に記述することが重要である。

作業活動を用いた評価の活用

　作業療法中に作業活動の状況を評価することで患者の病状を推測し、どう対応するかを判断することもある。作業活動を用いた評価から、

①いつもと同じ作業活動をしてよいのか

②その日の活動量を減らしたほうがよいのか

③作業活動に参加させないほうがよいのか

④その日の活動時間を延長しても構わないのか

など、検討する。

　これまでの作業状況との比較をとおし、いつもと異なる状態と考えられた場合は、その背景を評価することが重要である。たとえば、本来できる作業活動が他者からの促しがないとできない場合や、促してもできない場合がある。その背景として「意欲に乏しい」「意欲に欠けている」などがあげられるので、作業活動の変更が必要かどうかを検討する。

肯定的側面、否定的側面の抽出と焦点化

　作業療法計画を立案する際、ここまでに述べた他部門からの情報と面接、観察、検査や評価尺度を用いたテストなどから、患者の肯定的側面（利点）、否定的側面（問題点）を抽出して焦点化するとともに、
①患者、家族、介護者のニーズ
②患者の問題点の克服方法（あるいは肯定的側面を伸ばす方法）
③代替方法
などを検討する。

　従来、作業療法は患者の精神症状や正常（健常）とは異なる部分を問題点として抽出し、それを改善することを目標に行われてきた。しかし、患者の「肯定的側面（利点あるいはできる点）」を積極的に見出し、それを高める方向に作業療法を進めるという視点をもつことが重要である。

第**3**章

作業療法の展開

作業療法の目標の設定と 作業療法計画の立案

作業療法の目標の設定

作業療法の長期目標および短期目標を設定し、それに即した作業療法計画を立案する。ここではおもに統合失調症患者を例として解説する。

目標の設定

長期目標の例	短期目標の例
● 短期では問題の解決が難しく、解決に時間が必要な目標 ● 期間を延ばしても達成すべき目標 ● ある期間（3か月、6か月、1年など）に達成可能で、短期目標の積み重ねで達成できる目標　など	● 長期目標の一部分として、短期間に達成できる目標 ● 長期目標の一部分として、確実に積み重ねていく目標 ● 一定期間ごとに更新する必要がある目標　など

作業療法計画の立案

統合失調症患者の状態は、発症後の心身機能が安定していない急性期、障害の改善が期待できる回復期、そして障害の安定が一定レベルに達し固定化した生活期などの各段階で異なる。

したがって、作業療法計画立案の際には、できるだけ患者と話し合って作業種目や進め方、スケジュールなどを決めていく。また、そのことを医師や看護師にも報告する。

当然のことながら、目標の達成度や患者の状態に合わせて、適宜、作業療法計画自体を変更していく柔軟性をもつことが大切である。

急性期の作業療法計画の立案にあたって

患者の状態の理解

統合失調症の急性期には、次頁の表のような特徴がある。この時期には、一般に薬物療法が行われる。その結果、患者の病的体験（陽性症状

第3章　作業療法の展開

作業療法士が対象者とかかわる時期

時期	内容
予防期	日常の生活に支障をきたさないように疾病や障害を予防する。加齢やストレスなどで心身機能の低下を引き起こしやすくなった人に、作業療法の視点からアプローチを行う（医療としての作業療法で関わるには、診断が必要） 健康の状況変化にも対応するよう、健康な人にも健康増進の観点から関与する
急性期	発症後、心身機能が安定していない時期をさし、医療による集中的な治療が中心となるが、救命救急と安静が必要な時期を脱した亜急性期から、二次的障害の予防や、回復への円滑な導入に向けて直ちに関わる
回復期	障害の改善が期待できる時期。対象者の心身機能・身体構造、活動、参加の能力の回復や獲得を援助する
生活期	疾病や障害が一定レベルにほぼ固定した時期。再燃や再発を予防する。対象者の社会、教育、職業への適応能力の回復・獲得を援助するとともに、社会参加を促進する
終末期	人生の最期の仕上げとしての関わりが重要となる時期。死と対面することになるが、ホスピスケアを含み、対象者の心身機能、活動、参加の維持を図るとともに、尊厳ある生活への援助や家族への支援を行う

（日本作業療法士協会編：作業療法ガイドライン〈2012年度版〉．日本作業療法士協会；2013．p.12-3より）

など）は減少し、現実検討力を取り戻し、目の前に生じていることがしだいに認識できるようになる。

　そして、非現実的な世界と現実的な世界を行ったり来たりしながら、しだいに現実的な感覚を取り戻していく。その過程で睡眠時間の延長や全身の脱力感、消耗感、意欲の減退など、いわゆる虚脱状態がみられる（この時期は臨界期、消耗期、虚脱期、休息期などと呼ばれる）。

作業活動の選択にあたって

　急性期の作業療法は、生活リズムと現実検討力の回復の2つを目標として行われることが多い。そして、これらの目標を達成することがその他の問題の改善にもつながっていく。

　統合失調症の急性期の患者には、次頁の表に示した「患者の特徴」を考慮した作業活動を選択する。

69

1　作業療法の目標の設定と作業療法計画の立案

統合失調症患者の特徴（E．フラー・トーリー）

a．感覚の超過敏性状態	●「聴覚や視覚など外界からの刺激と、思考や記憶などの内部からの刺激の両方から攻め立てられている状態」、すなわち「感覚の超過敏」状態にある ●このような状態では、わずかな刺激にも過度に影響されやすく（易刺激的）、不十分な状況の判断のもとで、物や他者に対して衝動的な反応をしやすい ●つねに「攻め立てられている状態」にあることで、心が休まらないといえるこの時期の患者との言語的コミュニケーションは困難なことが多い
b．言語的コミュニケーションが困難	●この時期の患者との言語的コミュニケーションは困難なことが多い
c．思考・記憶の障害	●程度はさまざまだが、思考の障害がある。そのため、具体的な作業を目の前にしても「どうしたらよいのかわからない」などということも多い ●また、「作業療法士の指示をなかなか理解できない」「作業方法を覚えられない」「覚えてもすぐに忘れてしまう」といったことがみられる
d．身体的な問題	●抗精神病薬の副作用で、手指振戦がみられた場合は、思うように物を扱えないということもある
e．精神状態が安定していない	●精神状態が安定しないうちは、作業療法に参加できないことも少なくない ●作業に参加しても、すぐに中断してしまったり、短時間しか活動できなかったりする

（Torrey EF 著，南光進一郎ほか監訳：分裂病がわかる本―私たちはなにができるか．日本評論社；1997．
p.27-67より）

刺激の調整を「密」に行える作業

　作業療法士は、「刺激‐反応」の視点（次頁の図参照）をベースにして外的刺激を調整し、作業療法を実施する。

　たとえば、

①作業活動を治療的に用いることができるように作業分析を行い、作業工程（道具、材料の流れ）や難易度を把握しておく

②他者の存在が刺激とならないように、作業療法室内の人数や活動する位置を調整する

③作業療法室内の道具が刺激とならないように、作業活動に必要な道具だけを整理して揃えておく

④患者が不快になるような音（たとえば、作業療法室での電動工具の音や他者同士のかすかな会話など）が、患者にとって不必要な刺激とな

作業療法における「刺激－反応」の視点

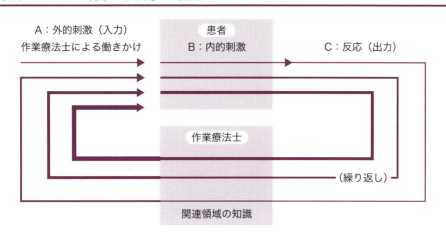

*図中の矢印の太さは、作業療法士の患者に関する理解の深まりを示す

A：「外的刺激（入力）」には、以下のようなものがある
　①作業活動：作品、道具、材料など
　②人：作業療法士、他職員、他患の行動、言動、表情
　③環境：医療施設内（作業療法の実施場所、食堂のテーブル配置や飾りつけなど）
　　外出先（散歩先、庭、畑など）
B：「内的刺激」は、活動を遂行していくうえでの自己の経験、活動に対する意欲など、
　　自己の内部からの刺激
C：「反応（出力）」は、作業療法士が観察評価の対象とするもの：行動、言動、表情、
　　精神症状など

らないように環境を調整する
といったことが重要である。

　そのことにより、変化しやすい急性期の患者の状態に応じた外的刺激を与えることができるのである。

非言語的コミュニケーションを基本にする作業

　この段階における作業活動は、言語的コミュニケーションが必要ではない、あるいは少なくても行える作業がよい。作業活動を介した非言語的な交流により、患者と適度な心理的距離を保つことができれば、患者の病的反応を引き出しにくいためである。

＊作業療法士の強みは、「作業活動を介して間接的に患者と接触し、非言語的にコミュニケーションをとれること」にある。

単純な工程の作業

　急性期には、手順がわかりやすく、工程数が少ない活動が適している。一度間違えて「もうだめだ」と思うより、「すぐに直せるからだいじょうぶ」と思える、つまり精神的な負担が生じにくく達成感が得やすい作業活動を選択する。ただし、簡単すぎれば「飽き」も生じやすいので注意する。

作業活動に「没頭できる」作業

　患者が現実的な世界（幻聴や妄想などの病的世界でない）で過ごす時間を増やすためには、「作業」に集中している時間を増やす、つまり作業に「没頭できる」ことが好ましい。「作業活動」に集中できることは、侵襲的な対人的刺激から患者を守る効果もある。

「枠」の設定が密に行える作業

　進め方の選択肢がたくさんある自由度が高い作業の場合、思考障害のある患者にとっては作業手順に迷いが生じる場合も多い。また、病的世界に戻りやすいので、作業手順などがはっきりと決められている、ある

作業を円滑に進めるために必要な要素

1	短時間で完成するものではなく、ある程度の期間継続して取り組む必要があること ＊作品などの完成を作業療法参加のモチベーションとし、継続的な参加を目指す
2	患者にとって未経験であるが、興味がもてること
3	作業療法士のサポートの度合い（難易度の段階づけ）を調節しやすいこと ＊患者の挫折体験とならないように、状態に応じて介入する
4	患者のペースで行える活動であること ＊他者との交流に緊張が高い場合、作業療法士との二者関係における活動を安定して行うようにする
5	作業を中断したあとでも、作業の再開がしやすいこと ＊患者の状態によっては、1日の活動時間中に数回の休憩が必要であると思われる。休憩後、再開する際に作業が面倒であると休憩をとりにくくなる
6	自己に関する否定的な思考から遠ざかれる程度に没頭できる作業活動であること

程度「枠」のある作業がよい。ただし、その「枠」は状態に応じて調整する。

巧緻性をあまり必要としない作業

統合失調症の病態の程度や患者本人の器用さなどによってさまざまであるが、高い巧緻性を必要とする作業、たとえば、縫い針の糸通しなどの細かい作業は難しいことが多い。

作業活動のなかに細かい作業が含まれている場合は、患者に失敗感が生じないように工程を工夫し、場合によってはその工程を作業療法士が代わりに行うなど配慮する。

中断しても再開しやすい作業

何らかの事情により作業活動をいったん中断しても、再開時に取りかかりやすい工程で構成されている作業活動を選択する。

作業療法を遂行する際の注意

この段階の患者は、状態が非常に変化しやすいので注意が必要である。前日まで興味をもって熱心に取り組んでいた作業に突然参加しなくなったり、作業活動の変更を要求したりすることもある。

また、患者への働きかけが性急だったり強すぎたり、反対に遅れたり弱すぎたりすると、陽性症状の出現や陰性症状の持続をまねくことがある。作業療法士は、上記のような事態になっても慌てたり焦ったりせず、一定の距離を保って患者と接する。そのうえで医師や看護師と情報を交換し、作業活動を変更するか、そのまま継続するかを判断し、適切に作業療法を進めていく。

回復期の作業療法計画の立案にあたって

患者の状態の理解

急性期を過ぎ、現実検討能力が回復してくると、日常生活の自立や社

会環境への適応を現実的な課題とした活動（対人交流や外泊など）が試みられるようになる。この時期が回復期である。

　ただし、この段階では、患者は統合失調症の発病や再発の誘因となったストレス状況が完全には解消されていない現実に直面することになるため、抑うつ的になりやすいとされる。

作業活動の選択

　社会復帰を目指して作業活動を選択する。患者が社会復帰を果たすためには、セルフケアや自己管理などを行い、社会生活を送るのに十分な状態に戻る必要がある。

作業活動の選択

- 活動と休息のメリハリをつける
- 規則正しい生活を送る　　　　　　→　　生活リズムの調整
- 自分のことは自分で行う　　　　　→　　セルフケアの向上
- 周囲に関心を向けるとともに、　　→　　自分に生じている問題は、自分の行動パ
  自分の状態が認識できる　　　　　　　　ターンなどによって生じていることに気
  　　　　　　　　　　　　　　　　　　　づくこと
- 対人交流に必要なコミュニケー　　→　　社会性の確保
  ション技能を獲得する

一定期間取り組むことができる作業（飽きない作業）

　作品が完成するまでにある程度時間がかかる作業は、継続して取り組むことになるため、作業活動への参加を習慣化しやすい。

　また、1つの工程あたりの所要時間が比較的短く、工程ごとに道具や材料を使い分けるような作業、つまり患者の興味が続くような「飽き」がこない作業活動を選択する。

患者自身のペースで活動できる作業

　他者のペースに合わせる必要がない、つまり患者自身のペースでできる作業を選択すれば、患者の負担感を軽減できる。とはいっても、作業療法士は患者に任せっきりで漫然と作業をさせるのではなく、患者が興味をもって作業を継続し、目標を達成できるよう、働きかけることが大

第3章　作業療法の展開

切である。

患者自身が修正できる作業

　作業活動の工程で患者自らが間違いに気づき、それを自身の力で修正することは、自分の思考・行動パターンを見直し、行動を調整するきっかけとなる。つまり、患者自身が「自分のことは自分でする」という経験を積むように働きかけるのである。このことが、ADL（日常生活作）などを「自分で行う（セルフケア）」ことにつながっていく。

成果がはっきりとあらわれる作業

　患者が自分自身のことを過小評価している場合、未経験のことは「わたしには無理」と思いがちである。それに対し、作品が自分の行動によって生じた結果だとわかることは、達成感や自己効力感（セルフエフィカシー）を生じさせる。そして、それが自己評価を高めることにもつながっていく。

作業活動を介して他者とかかわる機会のある作業

　対人交流を避ける、あるいは他者とかかわることに恐れを抱いている患者に、作業活動を介した侵襲性の少ない対人交流の機会を提供する。

作業療法を実行する際の注意

　さまざまな治療の成果があらわれ、退院が間近に迫ってくると、せっかく馴染んだ環境（病院）から離れることへの不安や、退院後の生活への不安も生じやすい。また、入院前の環境（家庭や学校、職場など）に戻ることへの期待と、外泊などの際に生じる現実との間のギャップに、幻滅や失望を感じる度合いが大きくなる人もいる。その結果、幻聴や妄想が再燃したり、自傷行為（自殺など）に及んだりする危険性が高まるといわれている。

　このように、回復期といっても、つねに右肩上がりに改善していくわけではなく、ときに逆戻りすることさえあることを念頭におき、作業療法中の患者の状態に気を配る。

75

2 作業療法の準備と 作業活動への参加の促進

作業療法導入の準備

作業療法の説明

作業療法士は作業療法導入前に、患者に作業療法の概略や作業療法の目標、進め方などについて、説明書や図、写真などを見せながら、わかりやすく具体的に説明し、作業活動への参加を促す。

作業療法の説明

1	作業療法の目的、目標
2	作業療法中の約束事など（作業療法の時間厳守、危険な行為の禁止、道具の扱いで守るべきことなど）
3	作業療法士と決めた項目を守らなかったときの解決方法（作業療法の一時的中止など）
4	作業療法でかかる経費（「精神科作業療法」に関する費用）などを具体的にわかりやすく説明する
5	開始時を含めた今後のスケジュール（○曜日、○時〜○時）など

作業活動をはじめるための準備

作業療法計画を立案し作業活動の種目が決定したら、作業療法士は作業療法室に用意されている器材や道具のなかから、

- どのような材料、素材を用いるか
- 同一の道具でも複数の種類があるものでは、どれを用いるか
- 道具の準備は誰が行うか

などを検討し、準備する。

作業療法への参加の誘導

作業活動への参加を促すことの重要性

作業療法は具体的に患者が何らかの「作業」をすることなので、それ

が目に見える成果となってあらわれやすい。結果として患者の行動や作り上げた作品が他者から褒められれば、患者の自己評価が高まり、リハビリテーション意欲の向上につながっていくと考えられる。

したがって、患者に「作業活動」への参加を促すことが重要である。

作業療法への参加を促す声かけ

患者が作業活動に参加することを了承していても、当日臥床したままベッドから出てこない場合もある。

この場合、作業療法士が病室に出向き、たとえば、「〇〇さん、もう朝の9時ですよ、そろそろ起きましょうか」と声をかけてみる。すると「もう9時か…」と言って、起き出す患者もいる。そして、作業療法士が「少し身体でも動かしましょう」「作業療法室へ顔を出してみませんか」など、タイミングよく声をかけておくと、あとから作業療法室に来る患者もいる。

特に「作業」には生活の場である病棟から離れるという側面があることから、たとえば「気分転換にどうですか」と声をかけるだけでも、参加を促すきっかけとなる。

このように、作業療法開始前に「患者に直接声をかける」、あるいは「看護師に送り出してもらう」などが参加のきっかけになることもあるので、いろいろ工夫をしてみる。

作業療法士は患者が参加するまで「待つ」

統合失調症患者は、自分が「統合失調症」であると認識していない、つまり「病識」がないことが多いため、作業療法士が医師の処方箋を示しても、作業療法の必要性を理解できず作業活動を拒否することがある。特に「自分の意思に反して強制的に入院させられた」と感じている患者の場合は、医師が患者に直接作業療法を受けるように説得しても拒絶することがある。

また、作業療法士が提案した作業活動に対し、患者が「そんな難しいことはできない」と言って作業活動を拒絶する場合もある。このような場合、作業療法士がそうした患者の反応に驚いたり簡単にあきらめたり

すると、それ以降、作業活動への参加を促しにくくなる。

そのため、作業療法士は焦らずに患者の自発的な参加を「待つ」ことが大切である。

ただし、統合失調症で自発性や意欲が低下している場合には、自発的に作業活動に参加するのを漫然と待っていても、ほとんどの場合、期待外れとなる。したがって、作業療法士から参加を誘導していくことが大切である。看護師にも状況を説明し協力を求める。

参加を促進する工夫

作業療法士は患者の反応を冷静に受け取り、医師から治療方針、看護師から病棟での生活状況について情報を得ておいたうえで、タイミングを見計らって病室を訪問して患者と話し合ったり、別の作業活動を提案したりして作業療法への参加を促してみる。

作業療法になかなか参加しようとしない場合は、様子を見つつ訪問し、作業療法とは関係のない話題などでコミュニケーションをはかりながら信頼関係を築いていく。

そして「毎週○曜日だけでも来てみませんか」と声をかけ、作業療法への参加を促してみる。

また、幻聴や妄想などの陽性症状が強い患者や、反対に拒絶や自閉状態にある患者であっても、作業療法士が具体的な作業活動をいろいろと提示して興味を喚起してみるなどの工夫が大切である。

Column　日常生活に関する情報の収集

作業療法士は、看護師から
- 洗面、歯みがき、身だしなみなどの整容、食事、排泄、入浴などの ADL が自立しているか
- それらの行動が自分の生活リズムとしてコントロールされているか

などの情報を収集する。

さらに整理整頓、掃除、洗たくなどの家事能力、および対人関係、コミュニケーション能力などについて、
- 入院前にできていたこと、できていなかったこと
- 現在できていること、できていないこと

などについても把握しておく。

また、日常生活に関する看護師の働きかけの状況などの情報も収集しておく。

患者と作業療法士（OTR）のやりとりの例

OTR：「わたしがやっていますので、よかったら見ていてください」と言い、作品を作る	**患者**：「わたしには無理だから、いいです」とかたくなに手を出そうとしない はじめは少し離れた椅子に座ってぼんやりとその様子を見ている
OTR：同じように作品を作り続ける	OTRのそばに椅子を動かして座り、身を乗り出して見るようになる

※何回かそうした状況が続いたある日のこと

	患者：OTRの肩越しにOTRの手元を見つめ、「わたしにもやらせてください」と言う
OTR：「では、この部分をやってみますか？」と言い、もっとも単純な工程を患者に任せる	

参加を促す際の注意

　統合失調症患者の場合、頻繁に声をかけることが患者の精神的な負担となり、病的な反応をまねくことがある。また、作業療法室へ来室した際の他者との接触が侵襲的な刺激となって、病的な反応を引き起こす場合もあるので、声かけや対人関係による刺激に十分に注意する。

作業療法室での対応

　作業療法室には来るものの、様子を見ているだけの患者もいる。こうした場合、作業療法士は患者を作業活動に参加させようと焦らず、

● そこで見ていてください

● 見ているだけでもいいですよ

など、静かにおだやかに声をかけてから作業を実践してみせると、作業への参加意欲を高めることができる。ちなみに、このような場合は次回以降、自発的に作業活動に参加することが多い。

　作業活動に拒否的な場合は作業療法室を案内し、さりげなく患者が興味を示すような道具やゲームが見つけられるように工夫する。

　また、作業療法士が患者の作業を「手伝う」といったアプローチを行い、患者が作業活動に参加しやすいように工夫してみる。

3 作業療法参加時の患者とのかかわり方と対応

作業療法参加時の患者とのかかわり方の基本

　作業療法士と統合失調症患者のかかわりは、患者単独の作業活動あるいは集団活動といったかたちで展開されるが、作業療法士が目指すものは同じである。

　つまり、患者が作業活動に参加することを基盤として、患者が生活範囲を拡大し、さまざまな人と交流して社会的な関係をつくり、その人らしく生活していけるようにすることである。そのためにも、患者が積極的に作業活動に参加できるようにかかわることが大切である。

　また、日々の作業場面では、

● 何を意図してその作業活動を用いているのか
● 何を意図して働きかけをするのか

ということをつねに意識してかかわることが必要である。

作業療法に参加した患者への対応

作業技術を獲得するまでは密にかかわる

　作業療法士が説明しても、作業活動の方法を理解できなかったり覚えられなかったりすると、患者はあきらめがちである。

　作業療法士は「はじめはできなくて当たり前」「できなくてもだいじょうぶ」ということを、患者にわかるように繰り返し伝える。また、当初は介入する部分を多くするなど、患者に挫折感が生じないように配慮する。

　たとえば、導入直後は「わたしがそばについているからだいじょうぶ」と声をかけ、なるべく患者のそばで見守る（患者がそばにいることを嫌がる場合は別とする）。また、できない工程があればすぐに介入し、失敗感が生じないように配慮する。

80

作業が患者のペースで続けられるように見守る

患者が作業内容を理解し作業に慣れ、自分のペースで活動できるようになったら、作業療法士は後ろに下がり、患者が自由に作業を続けられるように見守る。

作業療法士は、作業中の患者の行動にさりげなく注意を向け、患者からの作業方法や技術についての質問、作業の進め方に対する確認などがあった場合にだけコミュニケーションをとるようにする。

作業中は不用意に声をかけない

作業中、作業療法士は患者によけいなことを話しかけず、さりげなく患者の行動に注意を向ける。

患者が作業に集中しているとき、作業療法士は「患者をリラックスさせるため」として雑談をはじめたり、「疲れるでしょう」と言って肩を叩いたりして、作業を中断しないようにする。また、作業中に「だいじょうぶですか」など、頻繁に声をかけすぎることも患者にとって負担になるので注意する。

患者との言語的コミュニケーションのとり方

患者の話に耳を傾ける

患者が非現実的な世界での体験や過去の体験を話したとき、作業療法士はその内容を否定も肯定もせず傾聴する。

そうすることで患者に、

- 自分に関心を寄せてくれる人がいる
- 理解しようとしてくれる人がいる

と感じてもらえれば、患者と作業療法士の信頼関係は築きやすくなる。

作業療法士が患者にかかわる初期の段階での言語的な交流

患者の訴えに耳を傾ける	患者が嫌がらなければ、患者の訴えに耳を傾け、患者の言葉や態度の変化を敏感に感じ取る
具体的な困難にはできるだけこたえる	患者が具体的に困っていることを相談したら、それにはできるかぎりこたえるようにする
無理に話させない	作業療法士が自分の興味から、患者に根掘り葉掘り質問して患者に無理に話をさせようとしたり、患者が言葉を濁すような話題に深入りしたりしない
非指示的にかかわる	患者の言動を批判したり、患者の言葉に大げさに反応したりせず、非指示的にかかわる

言語的交流によって把握できること

視点	内容
話の内容	●非現実的でないか ●すぐに現実ではないとわかることもあるが、疑わしいが現実にあり得る内容のことなど確認しないと判断がつきかねることがある ●1つのことにこだわりをもっており、それによって患者が苦しんでいないか ●同じ内容を繰り返していないか ●独りよがりの考えに基づいた自己中心的な判断になっていないか（他者の考えや意見を取り入れているか） ●睡眠中に見た夢を語ることがあるか ●満たされない願望が隠されていたり、はじめて体験することを過去に体験したことがあるように感じていたりしていないか
話のまとまり	●会話後に、結局患者は何が言いたかったのか理解できたか ●話がとばないか
言葉遣い	●話す相手との関係において妥当な言葉遣いであるか（目上の人を「おまえ」と呼んだり、必要以上に丁寧であったりしないか）
話の関連性	●ある1つの言葉が、その患者にとって一般的な意味を超越した象徴的意味をもっていないか ●たとえば、文字や手話、音楽、絵、ジェスチャーなどの会話以外の方法でコミュニケーションをとる方法をもっているか ●言葉が聞き取りやすいか ●話のなかで使われている言葉や単語にまったく関連性がなく、それらはただ頭に浮かんだだけということはないか
歪曲	●事実を曲げて解釈し、そのために他者を悪く思ったり、怒りの感情を抱いたり、自罰的になったりしていないか
会話の仕方	●目の前にいる相手とではなく、実在しない相手と話していないか

患者が話さないことは無理に聞き出さない

　患者が何も話さない場合、その理由としてまだ関係が深まっていない、あるいは思考障害によって考えがまとまらず、言葉にならないということが考えられるので、侵襲的にならないように待つことが重要である。

　作業療法士は患者に「話したくないことは話さなくてよい」ということを言葉にして保証することが信頼関係を築くうえで大切である。

病的な体験を聞き出さない

　患者が自発的に過去の話題にふれる以外は、作業療法士からあえて病的な体験を聞き出そうとしないほうがよい。

作業中に身体的な不調を訴える患者への対応

　たとえば、作業中に作業療法士が患者に作業の間違いを指摘し、修正するように指示しても、患者によっては、

- 今日は調子が悪い
- 頭が痛い
- 作業が細かすぎて目の悪い自分には修正できない

などと答え、指示に従わないことがある。

　こうしたとき、患者に身体的な問題があるのか、それとも「言い訳」なのかがわかりにくい。したがって、作業療法士は医師、看護師、臨床

作業療法中の患者の行動への対応

作業せずに臥床してしまう患者	● すぐに「作業を続けましょう」と促す ● しばらく様子をみて、声をかける ● 自ら作業に戻るのを待つ など、さまざまなパターンが考えられる
作業に誤りがあった場合	● すぐに指摘する ● 少し様子をみて患者が気づかないなら指摘する などのパターンがある

＊介入した後は、患者自身に修正させるのか、作業療法士が修正するのかも考えておく

自律神経症状の特徴

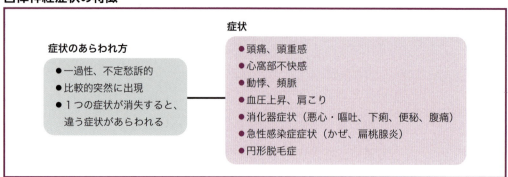

心理士など、他部門からできるだけ情報を収集し、身体面と心理面の双方から評価していく。

たとえば、他部門から「患者は困難に直面すると身体的訴えが多くなる」などの情報があれば、患者の訴えが、さまざまな方法で自分の心を守る「防衛機制」などの心の仕組みに伴って生じた身体的な症状と推測できる。

患者の不定愁訴を「性格的なもの」「わがまま」などと決めつけず、医師に状況を報告し、できるだけ苦痛が緩和されるように配慮する。

また、たとえば、
- 目がチカチカしてよく見えない
- 作業をすると頭が痛くなる

などの訴えがあった場合、視力障害や薬物の副作用によることもある。

さらに統合失調症によくみられる自律神経症状の場合は、1つの症状が落ち着くと別の症状があらわれるというのが一般的である。この場合、症状は一過性のことが多い。

しかし、患者にとってはどれも不快な症状なので、症状軽減のための治療が受けられるように医師や看護師に相談する。

抗精神病薬の副作用への注意

統合失調症患者にとって、特に定型抗精神病薬の副作用であるパーキンソン病様症状や流涎、嚥下困難、口渇などは大変な苦痛である。それだけでなく、患者は副作用の不快な症状の連続に「いったいどうなるの

第3章　作業療法の展開

抗精神病薬のおもな副作用と観察ポイント

口渇、水中毒	●唾液分泌の減少のため、口や喉が渇くことがある。その不快症状を解消するため、水を何リットルも飲むことがあり、腎臓での排泄が追いつかず、体内に水分がたまる（水中毒） ●水中毒は低ナトリウム血症と同じ病態で、血清 Na 濃度が低くなるとけいれんを起こし、ときには昏睡から死に至る ●多飲水に注意する。多飲水の原因として抗精神病薬との関係が指摘されるが、明確な結論づけはなされていない
便秘、排尿障害	●麻痺性イレウスや尿閉が生じる場合があり、患者の排泄状況に気配りする ●下剤や尿道カテーテルの挿入などで調整するが、長期にわたる下剤の使用は大きな影響を腸に与える
眠気	●鎮静・催眠作用のため眠気が生じる。眠気の程度は、薬の種類や個人の感受性により異なる。脱力、倦怠感、ふらつきといった症状にも関係する ●いつ服薬したか、薬の鎮静作用が過剰ではないかなど観察する
悪性症候群	●38℃以上の発熱、意識障害、錐体外路症状（筋強剛など）、自律神経症状（発汗、頻脈）などがみられる。精神症状の悪化と見誤らないように注意する ●重症例では、筋固縮・筋緊張から筋組織の融解が起こり、ミオグロビン上昇による急性腎不全で死亡することもある ●症状がみられたら、筋組織の融解を止めるため、筋弛緩薬であるダントロレン、ブロモクリプチンを投与する
急性ジストニア	●錐体外路症状の1つ。服薬初期にみられる、無意識下における筋肉の持続的な収縮やけいれんのことである。頭が横に傾いたり、首が横に向いたり、舌が突き出たりする ●薬の副作用でこれらの症状が生じることを患者に伝える。抗パーキンソン薬で対応する
アカシジア	●錐体外路症状の1つ。「足がむずむずする」「じっとしていられない」などの訴えがある ●一所にじっとしていない、貧乏ゆすりがみられる患者でこの副作用が該当する場合がある。精神症状と見誤らないようにする
アキネジア	●錐体外路症状の1つ。「無動症」や「運動不能症」ともいわれる ●動作が少なく、動きが鈍くなることから、筋固縮となり、その状態に動きが加わるとぎこちなくなる
振戦	●錐体外路症状の1つ。手が震えて、箸がうまく使えない、字が書きづらいなどがあり、震えを止めようとしても止められない
遅発性ジスキネジア	●錐体外路症状の1つ。6か月〜数年にわたる投薬によって生じるもので、口部や四肢体幹の不随意運動がみられる
性ホルモン異常	●男性では勃起不能（インポテンツ）が起こる場合がある ●女性では生理がなくなったり、1か月に何度も生理がきたりする場合がある
循環器症状	●QT 延長などの心電図異常がみられる。大量服薬などで致死性不整脈が出現することがある ●立ちくらみ、起立性低血圧（血圧低下）による転倒に注意する

だろう」という不安を強くもつ。

したがって、患者が身体的な不調を訴えた場合は、患者の状態を主治医に報告することもある。

なお、患者のなかには自らの症状を訴えられない人もいるので、抗精神病薬の副作用と思われる症状、特に悪性症候群などの副作用の出現に十分注意する必要がある。

精神症状（病的体験）に伴う行動への対応

精神症状が再燃するきっかけの理解

- 作業活動に参加したが、うまくできずに自信を喪失した
- 家族との面会
- 薬物療法の処方変更

などがきっかけとなって、精神症状が再燃することがある（特にきっかけがないのに精神症状が生じることもある）。

また、日常生活の行動が除々に回復し、他患との交流も続き、一見落ち着いて病棟内での楽しみをみつけ、おだやかに過ごしていた患者が、じつは内面に虚しさや焦りを感じていたり、他者との交流をわずらわしく感じていたりするうちに精神症状が再燃することもある。

現実の問題に直面したとき

統合失調症ということはわからなくても、精神障害ということが認識できたとき、

- 自分は精神病になってしまった
- もう就職もできないし、結婚もできない
- これから先どうなるのだろうか

など、否定的な感情や将来への不安、絶望感などから精神症状が再燃する場合も少なくない。

現実の世界に直面することは、統合失調症の回復にとって必要なことではある。しかし、患者にとって重荷であり苦痛でもある。回復期には、

急性期とは異なった意味で精神的危機が生じ、精神症状を再燃させる可能性があるので注意する。

不安が増強したとき

患者のなかには統合失調症で入院した事実を現実として受け止められず、入院していることを負担に感じたり、退院後の社会生活を考え、「再度失敗するかもしれない」という不安が強くなって、精神症状が再燃する人もいる。

幻聴・妄想の訴えがあったときの対応

言動の例

たとえば、作業活動中、
- おじさんの声が聞こえるんです
- △△先生はスパイなんですよね

といったことを作業療法士に訴えることがある。

また、「〇〇が『やめろ』と言っています」といって作業をやめようとするなど、幻聴や妄想に基づいた言動がみられることがある。

幻覚・妄想状態にある患者への対応

- 幻覚へ注意が集中し、外界刺激への注意集中が困難
- 幻覚に支配された了解困難な行動
  - 人を払いのける
  - 突然怒鳴る
  - 空笑
  - 独語
  - 会話の中断
- 他者の不快感をまねく行動
  - 食物を吐き出す
  - 清潔を保つ行動ができない
  - 不適切な場所での脱衣
- 幻覚と結びつく被害妄想による拒否的な態度

結果
- 他者との関係が成立しにくい
- 他者から攻撃を受ける
- 自傷・他害行為を起こす

対応の例
- 行動を制限し、保護する
- 危険物を除去する
- 患者に刺激を与え、その場で起こったことをフィードバックする

幻聴・妄想の訴えがあったときの対応の例

	不適切な対応	よりよい対応
幻聴の訴え	●「何と言われているのですか」などと、内容について聞き出す	●自分には聞こえないことをはっきりと伝える
妄想の訴え	●「そんなことあるわけないでしょう」と、頭ごなしに否定する ●「そうですよね」と肯定する ●内容について聞き直す	●「〇〇さんはそう思っているんですね。でもわたしにはそう思えないのですが…」など、患者にとっては事実であることを認めたうえで、それに同意はしない

対応の例

● 幻聴についての言動があった場合、「幻聴が現実のものである」という確信を強めないように対応することが重要である。

　幻聴の内容について問い直すと、その質問に答えようとして、さらに幻聴に聞き入るなど、患者が病的な世界にいる時間を長引かせることになるので、内容を聞き出すような質問はしない。

● 妄想の内容に同意を求められた場合は、「その内容については否定も肯定もしない」というのが原則である。

● 妄想は本人にとっては強い確信をもった事実であるため、説得して修正しようとすることは無意味である。

● 可能なかぎり現実の行動に注意を向けるように働きかける。

自傷・他害を予防する

　作業中に突然、患者が自傷したり、他者に対し攻撃的になって暴力をふるったり物品を破壊したりすることがある。しかし、その原因は不明であって、患者自身にはどうすることもできない場合が多い。したがって、作業療法士が衝動行為による自傷・他害を予防するために危険物を遠ざけるとともに、衝動行為が生じたときの対応の仕方などをあらかじめ考慮しておく必要がある。

第3章　作業療法の展開

自傷・他害行為の例

自傷行為

「死ね」という声が聞こえ、言われるままに、

- 刃物で身体を傷つける
- 壁に頭を打ちつける
- 箸で目を刺す
- 異物を飲み込む　など

人に対する他害行為

自分の近くにいる人が悪口を言っていると感じ、その人に突然殴りかかる

周囲の人すべてが自分に襲いかかってくると感じる　など

環境に対する他害行為

さまざまな声や雑音が聞こえて頭の中が騒がしくなり、何が何だかわからなくなって、

- 物を投げる
- 衝動的に窓ガラスを割るなど、近くにある物を壊す（器物破損）
- 道路の真ん中で踊り出して、交通渋滞を巻き起こす　など

衝動行為への対応

衝動行為の背景

- 以前に衝動行為を起こしたことはないか（何か前兆となるサインを示していなかったか）
- 平常時から攻撃的な性格傾向があるか
- 生活に変化や乱れてきた様子はないか
- 他者とトラブルや問題行動を起こしていないか（他患、看護師、医師などへの対応）
- 表情にかたさがみられたり、目つきがきつくなってきていないか
- 服薬はきちんとしていたか
- 拒薬しているような気配はないか

衝動行為への対応

- 作業療法士が暴力に対して興奮したり、力で抑えつけたりしようとすると、いっそう興奮する
- 暴力が予測される場合は、すぐによけられる体勢をとり、安全な距離を保つ
- 他患を遠ざける
- 欲求不満が発散できるように、患者が好んでいるものを示す、雰囲気を変えてみる、あるいは散歩へ誘うなど、興味をほかへ向ける
- 興奮や暴力が続く場合は、主治医の指示により薬物を投与する

危険物を預かる

　患者の内面の動揺が激しく、表情や行動に変化がみられた場合には、ハサミ、ナイフ、針、ひも類、ライターなどの危険物は、「今は○○さん自身が管理するのは危険です」と説明し預かる。

89

患者自身を保護する

　患者の言動に注意を払い、自傷・他害の危険を感じたら、一時的にでも患者を保護的な環境に隔離する必要がある。特に、抑うつ状態から生じる自殺に注意する。

　行動制限に関して、あらかじめ医師の指示を得ておき、患者の表情や行動に危険な様子がみられたときには、すぐに医師や看護師に連絡し保護できるように準備しておく。

作業療法士が他患に状況を説明する

　作業療法室などで他患といっしょにいるとき、何らかのきっかけで患者の病的な体験が激しくなり、急に怒鳴ったり拒否的な態度をとったりして、周りの人に不快感を与えることがある。このような行動は病棟内の人間関係を損ない、ひいてはひきこもりの誘因ともなる。

　作業療法士は、必要に応じて他患に患者の状態を説明し、その関係を調整する。たとえば患者同士のちょっとしたやりとりのなかで、他患が「ばかにされた」と感じたり、患者が他患の目つきを見て自分を狙っていると思ったりしないように注意する。

　また、話し相手になっている他患に「○○さんの具合が悪い場合（たとえば表情が険しい、目つきが鋭い場合など）はそっとしておいてあげてね」と助言しておく。

作業療法士への攻撃を予防する

　作業療法士が幻聴や妄想をもつ患者に接近しすぎると、患者は脅威と感じ、自分の身を守ろうとして作業療法士を攻撃することがあるので、十分に注意して距離を保つ。

　たとえば、突然、作業療法士が患者の配偶者の浮気相手と目されたり、自分の恋人を苦しめている犯人だと思われたりして、身体的な攻撃を受けそうになることもある。きっかけは、作業療法士自身が気づいていない患者への軽い嫌悪感などで、それを敏感に察知した患者が、それをもとに妄想を作りあげると考えられている。

　いずれにしても、作業療法士が妄想の対象になり、暴力をふるわれそ

第3章　作業療法の展開

作業療法室の環境整備と安全管理

- 作業療法士の大切な責務の1つに、作業療法室の作業環境の改善があげられる。患者にとって作業しやすい環境を提供することは、作業効率や安全性を高めることに大きく影響する

- 作業環境の条件としては、以下の項目があげられる

  ①広い作業空間の確保　　　　　　　　④室内移動の動線を考慮した器具の配置

  ②適切な室内温度や照度、騒音対策　　⑤道具類を発見しやすい収納方法の工夫

  ③用具、工具、作業材料の充実

- 騒音など、聴覚から入る刺激や、他者の動きなど視覚から入る刺激が幻覚や妄想、興奮状態などを引き起こすきっかけとなる
  したがって、作業療法室は過度に人が多くてザワザワしている、テレビなどの音が鳴りっぱなしなど、騒がしく落ち着かない環境にならないように注意する

- 安全管理面では、自殺企図や盗癖のある患者に対応するため、作業療法士は刃物や工具類、ひも類などの在庫の管理に注意する

うになった場合は、しばらく患者から離れるとともに、患者に対するかかわり方や自分の感情を点検してみる。

作業療法室の道具類の管理

　安全管理面では、作業療法士は患者の自殺企図や、患者による備品や道具などの持ち出しなどを予防するために、危険物は目の届かないところに置くなどの慎重さが必要である。

　また、作業療法士の目を盗んでハサミやナイフなどを病棟へ持ち出そうとするケースもある。作業療法室に置いてある道具類の数のチェックを怠らないようにする。

作業療法への参加の仕方の検討

　作業療法への参加にある程度慣れてきたら、患者とともに作業活動への参加の仕方を検討する。

具体的には、

- 誰が患者に声をかけると作業療法に参加するのか
- 患者が自発的に参加するのか
- 患者が拒否的ならば、なぜ嫌なのか

などを明らかにし、継続して作業療法に参加するための方策を考える。

作業活動に参加したあと、作業療法士は患者自身が自分の活動の仕方を振り返り、作業活動上の問題点を発見できるように促す。その結果、患者自身が「できることとできないこと」があることに気がつき、自ら作業療法へ参加するようになれば、統合失調症の回復の促進につながっていく。

なお、作業療法士との話し合いのなかで、「自分にできないことがある」と認識しても、そのことで自分自身を否定的にみないように十分に配慮する。

さらに集団活動への参加を促し、患者が自己と他者の違いを認め、そして他者の能力を認めるように助言するなど、できるだけ患者が他者と交流し、社会性の改善がはかれるようにすることも重要である。

第3章　作業療法の展開

Column　感情転移・逆転移

作業療法士と患者との間で、感情転移・逆転移という心理面の現象が生じる可能性がある。作業療法士は、感情転移・逆転移を正しく理解し、対応していかなければならない。

感情転移

精神病理学者フロイトは、ある患者の治療に際して向けられた治療者への感情の動きを分析し、その感情は、過去の体験をもとにしたいろいろな感情を治療者へと移し替えたものと考えた。そしてこのような現象を「転移」と名づけた。

転移感情には陽性転移と陰性転移の2種類がある。

陽性転移とは、患者が作業療法士に信頼、尊敬、感謝、情愛、親密感の感情をもつことをいう。

一方、陰性転移とは、患者が作業療法士に敵意、不信感、攻撃性、猜疑心、恨みなどをもつことをいう。

どちらも依存的で、幼児のようにまとわりつく、からみつくという特徴がある。たとえば、父の愛を求めて得られなかった女性の患者が男性の作業療法士に父の愛を求める。母を恐れている患者が女性の作業療法士にびくびくする、父を軽蔑している青年が作業療法士にも類似の感情を向けるなどである。

これは、作業療法の場面において患者が成長の過程で抱き続けてきたさまざまな感情を作業療法士に向けて表現していると考えられる。

もちろん、疾患の程度や他の医療スタッフとの関係によっては作業療法士との間で「転移」が出現しないこともある。しかし、多かれ少なかれ「転移」は起きるので、作業療法士はつねに「転移」の出現に注意を払い、

● なぜ患者にそのような感情が形成されるのか
● その源はどこなのか

という点について、患者の生育史や幼児期の人間関係から考えていく。

逆転移

逆転移とは、作業療法士自身の初期発達段階における「重要人物（たとえば、母親や父親）に対する無意識の感情」を、特定の患者に対して向けることである。

作業療法士が逆転移が起こり得ることを知っていることは、治療者としての立場を保持するうえで重要なことである。

また、ときには他の作業療法士や上司にアドバイスを求めることも必要である。

自己理解を深めることの重要性

作業療法士は、転移や逆転移など、ときとして激しい、作業療法士と患者の双方で起きる感情の波、あるいはそれに伴って患者から作業療法士に対して向けられる感情のこもった激しい言葉や態度に対面しなければならない。その場合、治療そのものが危機に瀕していることを自覚しなければならない。

しかし、感情転移・逆転移に関する作業療法士の自己理解が深まれば、これらの反応が患者-作業療法士関係にマイナスの影響を及ぼす機会は減少し、作業療法をよりよく進めていくうえでの力となる。

Lecture

うつ病患者へ作業療法を遂行する際の注意

うつ病患者を対象とした作業療法計画を立てる際に参考となる患者の状態像の特徴と、活動選択のポイントをまとめる。また、さまざまな回復段階における作業療法士の対応のポイントを以下に示す。

急性期

負担感を軽減する

患者のペースに合わせることは大切であるが、自身では判断や決定が困難な状態の患者には、作業療法士がそっとリードして物事を進めるほうが患者の負担感を軽減できる。

また、援助や介助をする際には、患者が「申し訳ない」という負担を感じたり自分を責めたりすることがないように、さりげなく行う。

悲観的な訴えへの対応

重度の抑うつ状態にある患者は、微小妄想（14頁参照）に基づく訴えをしてくることがある。それに対しては、否定や訂正、反対に安易な同意をすることは避ける。行っている目の前の作業活動のことを話すなど、さりげなく話題を変え、悲観的な考えから注意を転換するように働きかける。

作業療法に出てこない場合

作業療法士が時々病室を訪ねて声をかけたり、病棟で話しかけたりして、「作業療法士が存在する」というメッセージを送っておく。ただし、患者の反応に注意し、嫌悪感や強い負担感をもたせない頻度にする。

話の内容は、患者が興味を示すものを選び、抑うつ感を深めるおそれがある話題は避ける。

作業活動をやりたがらない場合

うつ病患者は、作業療法士が作業活動に導入しようとしても、自分の

第3章　作業療法の展開

回復段階における患者の状態像とそれに応じた活動選択のポイント

	急性期	回復期・維持期
状態像の特徴	①心身ともに疲弊状態にあり、活動を行うことの負荷が大きい ②思考や動作の抑止・制止状態にある ③活動を行ったとしても、以前との能力の差を感じ自己否定の感情を強くしがち ④判断・決定が困難な場合がある	活動性があがることにより、患者がもともともつ認知・思考・行動の傾向が顕在化する（他者に迷惑をかけないよう早くもとの状態に復帰しようと焦り、遅れを取り戻そうと頑張りすぎる。無理をして動こうとする）
活動選択のポイント	＜特徴①に関連して＞ ●言語的コミュニケーションが最小限で済むもの ●他者に合わせる必要がなく、自分のペースで行えるもの ●各回の作業量を調節しやすく、途中で休んでも再開しやすいもの ＜特徴②に関連して＞ ●工程が単純で、繰り返しの多い作業活動であること ●修復が容易なものであること ＜特徴③に関連して＞ ●失敗感をもたせないために、病前の作業能力よりやや低い作業能力でできる活動であること ＜特徴④に関連して＞ ●患者自身の判断がなるべく少ない構成的な作業活動であること（創造的な要素が極力少ない）	●作業の難易度や各回の作業量を、患者の状態に応じて調節できるもの（急性期と同様） ●作業療法場面において、自分自身で行動する割合を少しずつ増やしていく（道具の準備も自ら行うなど） 　→自分の行動を自分で振り返り、認知・思考のパターンを見つめなおす機会を増やすため ●対人関係によるストレス：ロールプレイ、グループミーティングなど ●対人場面での問題：個別作業（1対1）から、集団作業（1対複数）へ

（堀田英樹：うつ病に対する作業療法の考え方―精神症状・状態像の理解に基づいた臨床の展開．作業ジャーナル 2008；42：127より）

能力を過小評価し、「だめなんです」「できないんです」などの発言をして取り組むことを拒否する人が多い。そのような人には「とりあえず、少しだけでいいのでやってみましょう」と誘い、実際に行動してもらうことが最良の方法である。

回復期、維持期

休息をとれるようにする

うつ病患者は、回復期や維持期に入り活動性が回復してくると、従来の完璧主義や責任感から、疲れたと思ってもなかなか休めず疲労をためてしまう傾向がある。疲れたと思ったら早めに休むほうが結果的に効率的であり、再発防止にもつながることに気づけるようサポートする。

焦らせない、焦らない

患者の状態がよくなってくると、作業療法士も積極的に作業療法を進め、さらによくなることを期待するが、期待しすぎると患者がその期待に応じようとして無理をするおそれがある。作業療法士も焦らないよう注意が必要である。

うつ病患者は、少しでもよくなると、「もっともっと」「早く退院を」と現状よりも先に進もうとする傾向があるため、両者が焦らないよう注意する。

自殺への注意

自殺の危険性が高いのは、抑うつ状態が重篤なときよりも、回復に向かいはじめた時期である。これは、身体的な回復が得られても、心はまだ抑うつ状態にあるためといわれている。また、過去に自殺未遂の経験がある患者や不眠の状態にある患者は、自殺のリスクが高いとする研究もある。

患者が「死にたい」と口にしていなくても、自殺の可能性を常に念頭においておく。具体的には、作業療法室にある危険物（刃物など）を管理し、患者の行動、突然の離室など注意して観察する。ただし、患者を監視するような態度は避け、あくまでもさりげなく患者の様子に気を配る。少しでも気になる様子がみられた際は主治医に報告する。

全回復段階に共通の対応のポイント

安易な励ましは避ける

うつ病患者は、自分の状況が周囲に迷惑をかけていると感じて自分を

責めたり、「早く退院してもとの生活に戻らなければ」と焦ったりしがちである。安易な励ましは患者の焦りや自責感を強め、症状悪化を招くおそれがあるため、「頑張って早くよくなりましょう」などの声かけは絶対に禁物である。

できるだけ失敗させない

うつ病患者にみられる特徴的な考え方の1つとして「過度の一般化」があげられる。これは、1回の失敗で「いつもだめだ」、少しのミスで「全部失敗した」などと決めてしまうものである。こういった患者には失敗体験をさせないほうがよいとされる。

結果に配慮する

うつ病患者は、自分の仕事に対して高い要求水準をもつこともあげられる。他者と自分の作品の出来栄えを比較して気に病んだりするため、作品の出来栄えにも注意する。

作業療法士が介入して援助したり、患者のいないところで調整したりする場合もあるが、その際は急性期で解説した「負担感を軽減する」配慮を忘れてはならない。

よくできていても慎重に

たいていの場合、患者が作業活動の手順を理解し、慣れていくに従って、作業療法士が介入の度合いを減らしても、患者が自律して進めていけるようになる。しかし、うつ病患者の場合は「焦る、頑張りすぎる」という傾向があるため、このパターンをそのまま当てはめることはできない。作業を「スムーズに、どんどん」進めているように見えるときほど目をかけることが必要である。

難易度のあげ方

うつ病患者は、難易度がどんどんあがっていくと、それについていこうと無理をしたり頑張りすぎたりする傾向がある。難易度は変えない、あるいは少し下げるくらいのほうがよい。

Lecture

統合失調症に対する薬物療法の理解

統合失調症に対する薬物療法の基本治療薬は、抗精神病薬である。これは神経伝達物質に作用して精神症状を緩和する働きがある。

抗精神病薬には、定型抗精神病薬と非定型抗精神病薬がある。このうち定型抗精神病薬には副作用の強いものが多いが、一般に副作用が出現しても与薬を止めたり減らしたりせず、「副作用止めの薬」で対処する場合が多い。

抗精神病薬が処方されている場合、作業療法士は副作用の出現に十分注意する必要がある。

定型抗精神病薬

大きく分けて以下の3つの作用がある。

①催眠・鎮静作用：不安、焦燥、興奮を鎮める。

②抗幻覚・妄想作用、抗精神病作用：幻覚、妄想、自我障害などのいわゆる陽性症状を緩和する。

③賦活作用：意欲を高め、感情鈍麻、意欲減退、自閉を改善する（副作用として不穏や興奮を引き起こすことがある）。

定型抗精神病薬は、その作用力を示す強さ（等価用量）によって、高力価群と低力価群および中間型に分けられる。高力価群はおもに幻覚や妄想に、低力価群は精神運動興奮に対する鎮静目的に使用される。

副作用は、高力価群は錐体外路系に影響を及ぼすのに対し、低力価群は自律神経や循環器系に作用を及ぼすことが多いとされている。

＊副作用止め（抗パーキンソン薬）

精神科では抗精神病薬投与の際に出現する錐体外路症状の治療や予防を目的として、抗パーキンソン薬が使われる。抗精神病薬を使うときに最初から併用されることが多いが、この薬剤にも副作用があることから、こうした使用法に対する批判もある。

第3章　作業療法の展開

抗パーキンソン薬としては、

- プロメタジン塩酸塩（ピレチア®、ヒベルナ®）
- トリヘキシフェニジル塩酸塩（アーテン®）
- ビペリデン（アキネトン®、タスモリン®）

など、抗コリン作用を中心としたものが使われる。

非定型抗精神病薬

　陽性症状と陰性症状の双方に効果を示し、錐体外路系の副作用が少ないのが非定型抗精神病薬である。

　これには、

- セロトニン系とドパミン系に働くセロトニン・ドパミン拮抗薬（SDA）であるリスペリドン（リスパダール®）、ペロスピロン塩酸塩（ルーラン®）
- セロトニンとドパミンの受容体を主体として、いろいろな神経伝達物質の受容体に拮抗的に作用する多元受容体作用抗精神病薬（MARTA）であるクエチアピンフマル酸塩（セロクエル®）、オランザピン（ジプレキサ®）

などがある。

　以上に加え、ドパミン作動性神経伝達を安定化するドパミン・システム・スタビライザー（DSS）と呼ばれる新しいタイプ（第3世代）の非定型抗精神病薬としてアリピプラゾール（エビリファイ®）が使用されるようになってきた。

　非定型抗精神病薬の副作用としては、高血糖や体重増加などの特徴的なものがある。

注射薬、水薬（内用薬）、持効性注射剤

　抗精神病薬のうち、レボメプロマジン、ハロペリドール、オランザピンなどは注射（筋注、静注、点滴）によって投与できる。

　これは拒薬の際や、経口よりも早く効果を得ることを目的として投与

99

おもな定型抗精神病薬

一般名		商品名	一般的効用、備考
低力価群	クロルプロマジン	コントミン、ウインタミン	●鎮静作用が強い
	レボメプロマジン	ヒルナミン、レボトミン	●鎮静作用が強く、就寝前に処方される場合が多い
	スルトプリド	バルネチール	●鎮静作用が強く、特に躁状態の鎮静に用いられる
	ゾテピン	ロドピン	
	ピパンペロン	プロピタン	●安定した鎮静作用
高力価群	ハロペリドール	セレネース、ハロステン	●抗幻覚・妄想作用が強い。一方、錐体外路症状などの副作用も多くみられる
	フルフェナジン	フルメジン	●抗幻覚・妄想作用が強い。不安や焦燥感にも効果がある
	ペルフェナジン	ピーゼットシー（PZC）、トリラホン	●安定した抗幻覚・妄想作用
	チミペロン	トロペロン	
	ネモナプリド	エミレース	
中間型	ピモジド	オーラップ	抗幻覚・妄想作用があり、小児の自閉性障害にも用いられる
	プロペリシアジン	ニューレプチル	抗幻覚・妄想作用はマイルドで、興奮を抑える作用がある
	スルピリド	ドグマチール	当初、抗潰瘍薬として発売されたもの。抗うつ効果もある

おもな非定型抗精神病薬

一般名	商品名	一般的効用、備考
リスペリドン	リスパダール	●第一選択薬である
ペロスピロン	ルーラン	●錐体外路症状などの副作用が少なく、定型抗精神病薬よりも陰性症状に効果がある
クエチアピン	セロクエル	●体重増加を起こしやすく、血糖の上昇に注意が必要である
オランザピン	ジプレキサ	
アリピプラゾール	エビリファイ	

第3章　作業療法の展開

処方箋の読み方

　処方箋やカルテの処方欄には、たとえば、次のように記載されている。

Rp.
①コントミン（25）3T
　ピレチア（25）3T 3×n.d.E
②レンドルミン 1T
　プルゼニド 2T 1×v.d.S

　「Rp.」というのはラテンの「recipe」の略で、"処方"の意である。
　「コントミン（25）」は，コントミン25mg錠、すなわち1錠のなかにコントミンという商品名の薬剤（一般名ではクロルプロマジン）25mgを含有している錠剤のことである。
　コントミンには、25mg錠のほかに12.5mg錠、50mg錠、100mg錠とあるので、この「25」を落とすと、そのいずれをさしているのかわからなくなるので省略できない。
　一方「レンドルミン」「プルゼニド」は1種類しかないので、mg数を記す必要がない。
　「3T」の「T」はtablet、錠剤のことである。
　処方箋には1日で飲む量を書くことになっているので、1日トータルでコントミン25mg錠を3錠飲むということになる。
　下のほうにある「3×」「1×」というのは、それぞれ3回に分けて飲む、1回で飲む、という意味である。
　「n.d.E」「v.d.S」というのは、それぞれドイツ語「nach dem Essen（食後）」「vor dem Schlafen（眠前）」の略号である。すなわち、

上記の処方の人は3回の食後ごとにコントミン25mg錠とピレチア25mg錠をそれぞれ1錠ずつで合わせて2錠、就寝前にレンドルミン1錠とプルゼニド2錠を合わせて飲む、ということになる。
　食後3回の服用内容が同じでないこともある。たとえば、以下のような処方である。

Rp.
コントミン（25）4T（1-1-2）
ピレチア（25）3T 3×n.d.E.

　これだと、コントミン25mg錠は朝食後1錠、昼食後1錠、夕食後2錠と、1日のトータルとしては4錠飲むことになり、ピレチアは毎食後1錠ずつ飲むことになる。
　コントミン25mg錠を朝だけ飲むような場合は、以下のように表記する。

Rp.
コントミン（25）1T 1×M

　「M」とはドイツ語の「Morgen（朝）」の略である。同様に「T」（Tag：昼の略）、「A」（Arbend：夕の略）などと書かれる。もっともこのあたりの書き方は医師の好みによる。
　また以下のような表記もある。

Rp．do.
　「do.」というのは「ditto」の略で、これは「前回の処方と同じ内容」という意味である。

（朝田 隆，中島 直，堀田英樹：精神疾患の理解と作業療法．中央法規出版；2005．p.37より）

する場合に用いられることが多いが、点滴や注射をしたことによる心理的効果もある。

消化管疾患など、経口投与ができないときに用いられることもある。ただし、一般に経口よりも副作用が出やすい。

ハロペリドールの水薬は、拒薬時に患者に気づかれないように服薬させるために食事などに混ぜて用いられることもある。

リスペリドンの水薬も商品化されている。これは、錠剤や粉末より吸収が早いことから、不安や興奮などの症状を早く改善させたいときや頓用薬として用いられる。

また、服薬管理がうまくいかない患者や拒薬のある患者に、1回の筋注で2〜4週持続して効く持効性注射剤（LAI）が使用されることもある。

持効性注射剤で用いられているのはハロペリドール（ハロマンス®、ネオペリドール®）とフルフェナジン（フルデカシン®）、アリピプラゾール（エビリファイ®）、パリペリドン（ゼプリオン®）、リスペリドン（リスパダールコンスタ）である。

しかし、筋注そのものによる弊害に加え、その薬による副作用が出現しても、ある期間は減量・除去ができないという欠点がある。

第3章　作業療法の展開

Lecture

うつ病に対する薬物療法の理解

　薬物療法は、「抗うつ薬」と「睡眠薬」が中心になる。不安が強いときには「抗不安薬」、幻覚や妄想が認められる場合には抗精神病薬を用いることもある。

　中等度から重度のうつ病の場合には、薬物療法が必要である。抗うつ薬を服用しなくても6か月～1年に1回程度の抑うつエピソードは回復するのが一般的だが、薬物療法によって3か月程度以内に短縮できるとされている。反対に、薬物療法が適切に行われないと、苦痛や自殺のリスクが格段に高まる。

　特に、従来型のうつ病は、抗うつ薬への反応はよい。

　一方、非定型うつ病などのいわゆる「新型うつ病」の場合には、薬物療法の効果は限定的で、プラセボ（偽薬）投与の場合と比較して有意差はないという報告もある。

抗うつ薬の種類

　最近、選択的セロトニン再取込み阻害薬（SSRI）、セロトニン・ノルアドレナリン再取込み阻害薬（SNRI）、ノルアドレナリン作動性・特異的セロトニン作動性抗うつ薬（NaSSA）が商品化された。気分向上の効果は、従来からの三環系・四環系抗うつ薬も含め、投薬後2～3週間程度経過しないと明らかにはならない。投薬後2～3日後から少しよくなったようにみえる場合は、うつそのものが改善したというよりは、睡眠がとれ、あるいは不安感や焦燥感が緩和した効果によると考えられる。

抗不安薬の併用

　なお、抗不安薬として一般的に出回っているベンゾジアゼピン系の薬は、不安や焦燥、不眠に効果があるので、抗うつ薬と併用して投与されることも多い。身体的に不定愁訴が多く食欲もなく、うつ病なのか不安

103

障害なのか、あるいは身体病なのか、はっきりしない場合にはスルピリドなどの抗精神病薬が処方されることもある。

副作用への対処

SSRI のよくある副作用、悪心の緩和のために、SSRI 投与開始後、しばらく制吐作用のある薬を併用することもある。

なお、SSRI のまれな副作用として、投与しはじめたころに、神経過敏や不安、焦燥、衝動性が亢進することがある。これを賦活症候群というが、小児や若年者では衝動性を亢進させ、逆に自殺の危険を増やす結果となっている。

明らかなうつ病で焦燥感も強い場合、鎮静効果を狙って、クロミプラミンやアミトリプチリンなどの従来型の三環系抗うつ薬、あるいはミアンセリン、マプロチリンなどの四環系抗うつ薬を投与する。

この場合には、最初の数日は少量投与し、副作用があったとしても差しさわりないことを確認して増量する。なかでも、「抗コリン作用」による口渇、便秘（イレウスなど）、尿閉、「抗ヒスタミン作用」による過鎮静、眠気、「αアドレナリン作用」による起立性低血圧、反応性の頻脈、「キニジン様作用」による心伝導障害に注意する。

適切な維持量を週単位で服用しないと、薬の効果が判定できない。また、寛解後の治療期に抗うつ薬を中止すると再燃する可能性が高い。回復後も、再発予防のために眠気が出ない程度に、年単位で維持量を服薬するほうがよいとされる。

いずれにしても、副作用に注意し、時宜を得て、必要なときには十分量を十分な期間用いることが遷延化を防ぐ。

おもな抗うつ薬

一般名		商品名	備考
SSRI	パロキセチン	パキシル	●比較的強力な作用。抗不安作用もある
	塩酸セルトラリン	ジェイゾロフト	●薬物相互作用が少ない
	エスタロプラム	レクサプロ	
	フルボキサミン	ルボックス、デプロメール	●抗不安作用がある。血中濃度半減期が比較的短い
SNRI	デュロキセチン	サインバルタ	●比較的強力な作用
	ミルナシプラン	トレドミン	●他剤との併用が比較的安心
	ベンラファキシン	イフェクサー SR	
NaSSA	ミルタザピン	リフレックス、レメロン	●SSRI や SNRI と比べて胃腸症状などの問題が少ないが、体重増加や眠気などへの注意が必要
三環系抗うつ薬	クロミプラミン	アナフラニール	●特に不安・焦燥、強迫症状に効果あり
	アミトリプチリン	トリプタノール	●希死念慮が強い場合に使用。強力な鎮静作用
	アモキサピン	アモキサン	●比較的速効性あり
	イミプラミン	トフラニール	
	トリミプラミン	スルモンチール	
	ロフェプラミン	アンプリット	
	ドスレピン	プロチアデン	
四環系抗うつ薬	ミアンセリン	テトラミド	●強力な鎮静作用。睡眠薬としても使用できる
	マプロチリン	ルジオミール	
その他	トラゾドン	レスリン、デジレル	●抗コリン作用が弱い。強い鎮静作用

おもな抗不安薬

一般名		商品名	備考
ベンゾジアゼピン系（短時間型）	クロチアゼパム	リーゼ	●作用がマイルド
	エチゾラム	デパス	●筋弛緩効果があり、依存性に注意
	フルタゾラム	コレミナール	
ベンゾジアゼピン系（中間型）	アルプラゾラム	コンスタン、ソラナックス	●抗不安効果は強いが、血中濃度半減期は短い
	ロラゼパム	ワイパックス	●他剤との併用が比較的安心
	ブロマゼパム	レキソタン	●抗不安・筋弛緩・鎮静効果が強い
ベンゾジアゼピン系（長時間型）	ジアゼパム	セルシン、ホリゾン	●筋弛緩・鎮静効果が強く、作用時間が長い
	クロキサゾラム	セパゾン	
	フルジアゼパム	エリスパン	
	クロルジアゼポキシド	バランス、コントール	
	オキサゾラム	セレナール	
	メダゼパム	レスミット	
ベンゾジアゼピン系（超長時間型）	ロフラゼプ酸エチル	メイラックス	●強力な抗不安作用。比較的依存性が少ない
セロトニン 1A 部分作動薬	タンドスピロン	セディール	●ベンゾジアゼピン系のような強い効果はなく、軽症例に適する

105

症例 1 の続き　陰性症状の改善を目的とした作業療法の展開

プロフィール（医師のカルテより）

性別 ……………… 女性

年齢 ……………… 40歳代前半

診断名 …………… 統合失調症

作業療法処方 … ● 陰性症状（感情鈍麻、無為自閉など）の改善のため、意欲の向上、行動の拡大をはかる。

● ADL訓練（掃除や洗たくなど）。

検査・尺度による評価

● コース立方体テスト

● 2問目まで正答。3、4問目不正解。

● コースIQ ＝ 48

● NPI（Neuropsychiatric Institute）興味チェックリスト

● 症例（以下、A氏）は、「社会学習」「講義」に「大変興味あり」をつけている。

● 作業療法士（以下、OTR）に「社会学習とはどういうことをするかイメージをおもちですか」と質問されると「わからないけど、（単語）を見て何となく…」と答える。

作業活動を用いた評価

作業種目 ………… ● 多面体作り

● 折り紙で3つのパーツを制作し、組み立てる作業である。

● OTRによる口頭指示では作り方を理解できない。

● OTRが実際に作ってみせても制作できない。

● OTRがいっしょに進めても、折り紙をどの方向で持てばよいかわか

第3章　作業療法の展開

らない様子である。

- OTRが「よく見てください」と注意を喚起しても見ようとしない。
- できなくても「わからない」「できない」と言わず、数分間1人で折ろうとし続ける。
- ● ジグソーパズル
- あるピースをはめ込もうとしてもはまらないとき、ピースの向きを変えてはめ直すということをしない。
- OTRがアドバイスしても、自分のやり方を貫こうとする。
- 4ピースのパズルはできるが、6ピースになるとできない。
- 各ピースの裏に書かれた番号順にはめていくタイプのパズルでは1から順に番号を探すことはできる。しかし、間違った方向や番号違いのところに無理にはめ込もうとすることがある。

まとめ……………
- 口頭での説明では、数回繰り返しても完全には理解が困難である。
- わからないことがあると、自分のやり方で解決を試みる。
- 1つの方法をやりはじめると、ほかの方法を試みることが困難である。
- OTRの指示があっても、自分のやり方を通す。
- OTRが実際にやってみせても、それを模倣することが難しい。

以上の様子から
- 未経験の作業でも、試行錯誤して取り組もうという意欲がある。
- 1つのことに集中すると、注意を向ける範囲が狭くなり、ほかのことに注意を切り替えることが困難である。

■ 肯定的側面、否定的側面の抽出と焦点化 ■

肯定的側面………
①日常生活に影響を及ぼすような目立った陽性症状は認められない。
②「社会復帰」への意欲がある。
③退院後の生活について考えたり、興味をもったりしている。
④作業において、患者にとって困難なことでも、すぐに投げ出したり他者に依存したりせず、まずは自分で解決しようとする。

107

症例1の続き　陰性症状の改善を目的とした作業療法の展開

否定的側面⋯⋯　①臥床傾向で、活動量が低下している。

- 陰性症状の無為自閉がおもな理由と考えられるが、A氏が日中起きている動機づけとなるイベントが不足しているためとも考えられる。

②ADL（整容、洗たくなど）が障害されている。

- ROM（関節可動域）に制限があるうえ（疼痛による）、動作も緩慢であり、行動に時間がかかり、ADLを十分に行えていない。

- しようという意欲も低下していると思われる。患者自身がやると時間がかかりすぎるため、看護師が介助、あるいは代わりにやってしまうことが多く、患者もその状況に依存している。ただし、できない行動が生活全般にわたっていないことから、患者がすべてに依存的とは言い切れないと考えられる。

その他の特徴⋯　● 感情鈍麻がある。

- 思考障害、吃音があり、円滑な言語的コニュニケーションに困難がある。しかし、日常会話では、他者が話すことの理解に問題はみられない。

- 患者なりのプライドがあり、自分の生活について指示されることを好まない。

■■■■■ **目標の設定** ■■■■■

長期目標⋯⋯⋯　①臥床傾向を改善する（日中は臥床しないでいられる）。

　これまで週2回の作業療法プログラム（書道とスポーツ）が設定されていたが、これはA氏が希望した種目ではなかったためか、積極的な参加にはつながっていなかった。

　OTRは、患者の面接時の発言や作業療法参加状況から考えて、患者にとって作業療法を行う意味が不明確でモチベーションも低かったと考えた。そこで、患者のレベルに合わせられ、OTRがしっかりとかかわれて、かつ患者自身のペースで進められ、何らかの作品ができあがったときには患者が達成感を得られるような作業種目に変更する。

　また、そのことによって作業療法に対するモチベーションを高め、作

業療法への参加を習慣づけるとともに、作業療法の回数を増やすことで、臥床傾向の改善をはかることにした。

②退院後の生活に向けて、病院内でのADLを自分で行う。

退院後は、単身生活をすることを目指している。この患者にとって、ADLの自立は重要であり、主治医の作業療法処方目的にもADL訓練があげられていた。しかし、それまでの看護師とのかかわりや患者の特徴から、現時点では、作業療法でADL訓練をしても効果はあまり期待できない。

そこで、まずは作業療法場面において、自分の作業に関しては患者が自分で行うように働きかけ、「自分のことは自分でする」という経験の積み重ねをし、「ADLを自分で行う」ことにつなげていく方向で試みることにした。

短期目標 ①作業療法に継続的に参加する。
②作業において、自分のことはできるかぎり自分で行う。

作業療法の導入

作業種目の選択　OTRは作業種目として緞通（敷物用の織物の一つ）を選択した。緞通は1工程ずつがはっきりと分かれているため、口頭説明に対して理解が遅い患者であっても、1つずつの工程をしっかりと説明し、理解したことを確認してから次の工程を説明することができる。

また、各工程は繰り返しが多いので、反復して練習できるという利点がある。さらに、緞通は視覚的に結果をとらえやすいので、患者自身が間違いをみつけやすい。間違いをOTRが指摘する場合も、視覚的にわかりやすく、修正が比較的容易だという利点もある。

そのうえ個別の活動であるため患者自身のペースで行える。

なお、患者が作業を理解するまでは「密」

緞通完成作品

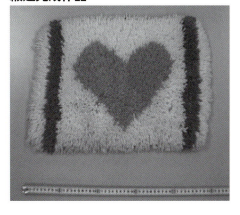

症例1の続き　陰性症状の改善を目的とした作業療法の展開

なかかわりが必要と考え、参加人数が少ない（5、6人）活動時間帯とした。

作業活動の準備

材料・道具の準備　　緞通枠、C型クランプ（枠を机に固定するためのもの）、板栰、ものさし（50cm）、ハサミ、機草、フォーク、厚紙（毛糸の所定の長さを測るため）、たこ糸、毛糸（3色）、筆記用具、図案見本などを準備する。

緞通作業工程表

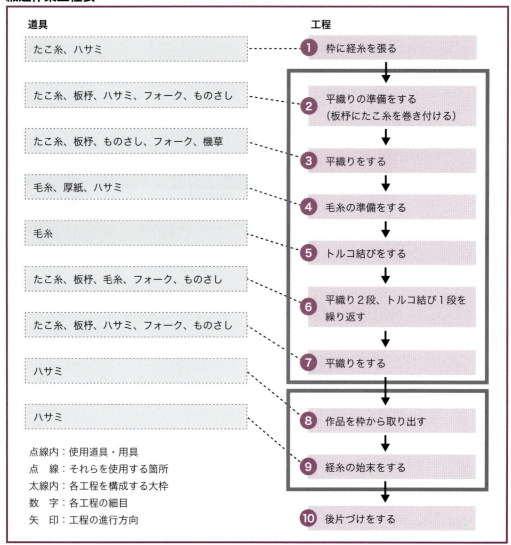

第3章　作業療法の展開

- 図案の柄は、患者に適した難易度のものをOTRが選択した。毛糸の色は患者が選択した。
- 工程（①枠に経糸を張る、②板杼にたこ糸を巻き付ける）はあらかじめOTRが行っておく。
- 材料、道具の収納場所を説明し、患者が自分で準備と片づけができるようにする。

作業療法の実施計画

制作工程の説明

工程の説明は、OTRが実際にやってみせる方法をとる。
- トルコ結びを習得することを目標とする（経糸張りと平織り、毛糸切りはOTRが行う）。
- トルコ結びの次は毛糸切り、平織りができるようにする。

注意点

患者はプライドが高いため、OTRのほうから作業を促す声かけはせず、患者が自発的に作業するのを待つ。OTRが「患者にやらせる」「やってあげる」ことを避け、「自分の力で作品を作りあげている意識をもたせる」ことを目指す。

前述したとおり、患者はやや依存的な面があるため、患者がOTRに声をかけて何かを依頼してきたときは、患者自身がどうしてもできないことでないかぎり、患者に自分で行ってもらう。

依頼がないかぎり途中でOTRは手を出さない。

誤作業があってもすぐには指摘せず、修正に手間がかかる段階にまで進みそうになったら、「どうですか」と問いかけ、患者自身が間違いに気づくように働きかける。気づかないときはOTRが指摘する。

修正も患者自身が行う。修正できない場合でも、OTRはすぐに手を出さず修正の仕方を説明する。また、準備や後片づけに時間がかかっても患者が自分でやるように配慮する。

症例1の続き　陰性症状の改善を目的とした作業療法の展開

経過

約1か月後の患者の様子

- はじめのうちは規則正しく経糸をすくえず患者もその間違いに気づかなかった。
- 後に「1本目（の糸）からすくうのね」など、その工程を行う前にOTRに確認するようになった。
- OTRに促されなくても、使用する道具を収納場所から取ってくるようになった。
- 数メートル離れたところにいるOTRを、小さい声で「すみません」などと呼ぶことが時々あった。

  ＊他患の衣服に毛髪がついているのをみて、「（髪の毛が）ついているわ」と言い、取ってあげることがあった。

約2か月後の患者の様子

- 平織りの工程で、ものさしで経糸をすくう工程では依然として誤作業があった。しかし、その工程を終えたところで、次の段階に進む前に「これで合っていますか」とOTRにチェックを求めるようになった。
- 用があるときは自ら席を立ってOTRを呼びに来るようになった。
- 作業後の片づけを自分で最後まで行うようになった。
- 作業後、病棟に戻る際、前を歩くOTRと他患に走って追いついたり、他患と談笑したりすることがあった。
- 作業開始前に、自分が使用する机をぞうきんで拭くことがあった。

約3か月後の患者の様子

　　OTRは患者が作業にだいぶん慣れてきたと判断し、患者から質問や依頼をしてくるとき以外は介入しないようにした。ただし、作業中の様子には注意を払い、作業開始時や終了時には「随分できてきましたね」「作業が丁寧なので、きれいに仕上がっていますね」などと毎回声をかけた。

　　患者は綴通枠の取り外しの際のクランプ操作を毎回OTRに依頼してきていたが、OTRは補助するだけになった。

- 平織りにおいては正しくできているかどうかの確認を求めることは続いているが、誤作業はほとんどなくなった。

第3章　作業療法の展開

●同病棟の他患や久しぶりに会った他患に自分から声をかけ、吃音や言葉の間が開くこともなくスムーズに談笑していた。

＊それまで履いていた擦り切れてボロボロになっていた汚れたスリッパを廃棄し、夏物を購入して履き替えた。

約4か月後の患者の様子

　OTR は、患者から作業について質問や依頼があったとき、すぐに答えや手を出したりせずに「どうしたらよいですか」と逆に問いかけたり「○○してみましょう」などとアドバイスしたりして、患者自身が考えたり遂行したりする機会を積極的に増やしていった。

　作業そのものは OTR の介入を必要としなくなり、マイペースでこつこつと取り組むようになった。

●質問は、「ここが…」「わからないんですけど」などと抽象的に聞くのではなく、「ここは○○でわかるんだけど、ここの××はどうやるのかしら」など、具体的に疑問点を質問できるようになった。

●緞通枠の取りつけの際には OTR を呼んでいたが、「できません」と言わなくなり、クランプの扱いもスムーズになってきた。

●OTR との雑談のなかで、他患について「△△さんは、結構面倒見がよいのよ。秋祭りの係をやったりしてね…」と話していた。

●頻繁にトイレに行くために作業が中断され、作業継続時間は10〜15分間であった。

＊この時期になると秋冬物のスリッパを購入し、履き替えていた。

看護部門からの情報

●入浴日でない日に「頭がかゆいので」と言い、洗面台で洗髪することがあった。

●看護師が「髪をカットしてみたら」と提案すると、「そうね」とすぐに散髪に応じた。

●衣類の洗たくは、患者自身が病棟の洗たく機で行うようになった。

●服薬の自己管理を開始した。1週間分をまとめて患者に渡しておき、患者自身で決まった分を服薬していた。看護師がチェックしており、問題はみられなかった。

●まだ身体の硬さはみられるものの、そのことで身のまわりことを看護

113

症例1の続き　陰性症状の改善を目的とした作業療法の展開

師に依頼することはなくなった。

● 作業療法がない時間や日には、依然として臥床していることがあった。しかし、ホールに出てテレビを見ていることもあった。

目標達成度

短期目標の達成度

①作業療法に継続的に参加する。

　現在週3回作業療法に参加し、病棟行事に参加するなどの理由がある日以外は休まず参加していることから、この目標は達成されたものと考えられる。

②作業において、自分のことはできるかぎり自分で行う。

● 作業そのものに関しては、黙々と自分の作業に取り組む習慣がついている。

● 作業の準備と後片づけに関しては、綴通枠取りつけの際のクランプ操作のみ十分理解できていないようであるが、OTRの補助のもと、できる部分は自分で行っている。

　以上から、この目標もほぼ達成されたと考えられる。

長期目標の達成度

①臥床傾向を改善する（日中は臥床しないでいられる）。

②退院後の生活に向けて、病院内でのADLを自分で行う。

　看護師からの情報によれば、これまで問題となっていた清潔の保持には改善がみられている。また、スリッパを季節の変化に合わせて夏物、秋冬物に履き替えるなどから、服装への配慮もみられるようになってきており、身のまわりの整頓や清掃についての関心も出てきていると推測できる。

　以上から、長期目標は達成できたといえる。

　ちなみに、看護部門は「患者のADL上の問題点は改善された」としている。今後は退院後の生活に向け、服薬の自己管理を進めていくことにしているとのことである。

| 症例 2 | 強迫行為のある統合失調症患者の作業療法の例 |

プロフィール（医師のカルテより）

性別 .... 女性

年齢 30歳代

診断名 .... 統合失調症

生育歴 .... ●高校2年から成績が悪化。

現病歴 .... ●高校卒業後、妄想出現。

●自殺企図により某病院へ入院。

●その後、当院急性期閉鎖病棟へ入院。

●その後、慢性期開放病棟へ転棟。

他部門からの情報収集

医師からの情報 .... ●入院の一番の理由は、何か不安定な状態が生じると自傷することであったが、今は安定している。

●患者は興味の幅が狭くこだわりも強いため、生活活動が広がらないことが問題である。

●治療方針

●退院後のことを考えると、1人で時間を過ごすことも必要であり、解決策をみつけるために少しずつ本人の興味の幅を広げる。

●患者・家族の双方が外泊に慣れたら退院を許可する。

●作業療法処方

●安心・安全の保障

●生活リズムの維持・改善

●対人交流、対人関係の改善・向上

看護部門からの情報 .... ●慢性期開放病棟への転棟後、自傷行為は行っていない。

●自分だけが特別と思いたい部分もあり、自分がしたくないことはしな

115

い。興味をもったことについては周囲の状況を考えず勝手に行動し、周囲を巻き込むことがある。

- また、お金が必要になると、自分の化粧水などを他患に売りつけようとするしたたかさもある。
- これまで2回外泊しているが、外泊後は調子を崩している。また、長い入院生活で「退行」している面もみられる（Column 参照）。

否定的側面（問題点）

- 自分の作品や金銭へのこだわりが強い。
- スタッフへの依存が強い。
- 強迫的。
- 問題に直面することが困難。
- 自己中心的で、他人の立場で考えることが困難（他者のことは意識している）。

目標の設定

- リハビリテーションゴール：退院（家族と同居）

長期目標……… ①本人に合った作業を行い、安心感を得る。および自信をつける。

Column　退行

　退行とは、目の前の不愉快な状況や不安を避けるために、実際の年齢よりも以前の未熟な状態に、無意識的に逆戻りすることである。

　この現象の受け止め方が、その後の患者との関係に影響を及ぼす。たとえば、患者の「退行」をわがままとみなして、批判的な態度をとれば、患者は作業療法士に安心感がもてないであろうし、逆に過度に優しく接すれば、それはかえって回復の妨げになる可能性があるからである。

　したがって、作業療法士は、統合失調症患者の回復過程での「退行」をある程度肯定的に受け止め、支持的にかかわっていく。そうすることによって、患者はその時間が心休まるものとなり、作業療法士への信頼を築く土台となる可能性がある。ただし、作業療法士への過度の依存が生じると、作業活動を進めづらくなるので、「退行」への対応は注意深く行う。

第3章　作業療法の展開

②感情に流されずに行動できる。

短期目標……… ①成功体験を積み重ねる。
②スタッフを選ばずに活動する。

経過

　本人が物を作ることを望んでおり、安心感を得る場の提供ということで、個別活動を導入した。

　作業療法士（以下、OTR）は、退院に向けての問題点を明らかにしていくことにした。

作業種目……… ● アイロンビーズ

　図案を見て組み立てる巧緻性はあるが、アイロンをかける際、微妙な加減にこだわり、全部のビーズが同じ穴の大きさに揃わないと泣きそうになった。

● 刺し子

　患者は「目の大きさが揃わない」と訴えることが多かった。実際はきれいに揃っていたが、1mm の誤差も許せない様子であった。

患者の様子……… ● 見本を見て、難しそうなものにはなかなか興味を示さないが、一方で見た目を気にし、本人の能力以上のものを望んだ。

● 作業がうまくいけば笑顔がみられ、褒められるとうれしそうにした。反対に自分の言い分がとおらないと不機嫌になった。

● 全般的にすぐに「できない…」と訴えることが多かった。

● 完璧を目指し、少しのズレも許せず、泣いたり、「こんなの嫌…」と訴えたりした。

● 自分の思いどおりにならなかったり自分の行動を注意されたりすると、感情的になり、大声で OTR を攻撃したり、捨て台詞を吐いてそのまま席を立ったりした。

● 感情のままに行動して周囲を巻き込んでしまうことがあり、対人関係の築き方に問題がみられた。

117

作業種目の変更

アイロンビーズや刺し子という種目は、患者の「こだわり」を増強させやすいと思われたため、作業種目を変更することにした。また、対人関係についても配慮が必要と考え、集団活動を取り入れることにした。

作業種目とその選択理由

● **クロスステッチ**

クロスステッチは針を布に通す際に力の加減が不要なこと、または少なくてすむので、強迫観念が浮かびにくいと考えた。

● **調理**

集団活動のなかから、患者本人の希望により調理を導入することにした。

経過

● **クロスステッチ**

クロスステッチの見本を見せると、患者はすぐに興味を示し希望したので導入することに決まった。ほぼ時間どおりに来室した。

作業中の訴えは多いものの何とかクロスステッチを続け、活動回数を重ねていくと徐々に訴えが減少してきた。

OTRが作業療法参加カードを作成し、参加した日にはスタンプを押していくようになった。患者がそれを医師に見せ、医師に個別活動が持続していることを高く評価されたことがうれしかったようで、OTRに「これからも作業療法に来るね」と笑顔で報告した。

● **調理**

当初、あまり他患と交流しなかったがスタッフには話しかけ、楽しそうに過ごしていた。時折、他患と共同作業をすることもあったが、機嫌よく参加していた。

作業療法の中断

数日後、自傷行為、希死念慮がみられたため保護室へ隔離された。

第3章　作業療法の展開

**作業療法
の再開**

保護室への隔離が解除された後、作業療法を再開した。

個別活動では隣の席の患者の話し方が優しいのに安心したのか、2人で笑顔で話しながら作業を行っていたが、やはり不安定な様子がみられた。途中、自分の容姿を気にする発言があったり、「活動の内容がつまらない」などの訴えが多かったりしたが、何とか続けた。

数日後、院内行動自由となり自由時間が増えた。表情がやわらかくなり訴えも減り、自分から作業を行うようになって、集中もできるようになった。

作品完成後はうれしそうで、達成感が得られたようであった。

＊この後、「やりたくない」としばらくの間作業療法の参加が途絶えた。

作業種目の変更

ある日、同一病棟の「お姉さん」的存在の患者に塗り絵を勧められ、塗り絵をするとのことで「自分から来たの」と笑顔で来室した。

実際、塗り絵を見せると「難しくてできない」と拒否したが、おだやかな口調で「ほかにないかな」とOTRに相談してきたので、ジグソーパズルを勧めた。

OTRと話し合い、週2回の作業療法を再開することになった。

作業種目

● ジグソーパズル

108ピースのパズルを仕上げ、額に入れて自宅に持ち帰ることを目標とした。OTRは、最初から108ピースのパズルを完成させるのは難しいと判断し、20ピースからはじめ、徐々に難易度を上げていくことを提案したところ患者は同意した。

当初、一つひとつ試行錯誤しながら、時間内は集中してパズルを埋めていった。時折「ピースが足りない」と訴えることもあったが、以前のように泣きじゃくることはなくなった。

しかし、スタッフに確認してもらった後、礼を言わずに黙ってパズルを再開したり、「もういい」とスタッフを手で追い払うような仕草をみ

せたりすることもあった。

作業療法の費用を気にしつつ、本人の希望で徐々に個別活動の回数を増やすことにした（医師の勧めもあったようだ）。次の月から作業療法を週4日に増やした。

108ピースのパズルを1〜2日（日に2時間程度）で仕上げることができるようになった。ついで、300ピースや500ピースにも挑戦した。

このころになると、終了時間になっても「もうあとちょっと」と言って作業を続けるなど、自分の都合をとおそうとする傾向がみられるようになった。

そのことをスタッフに強く注意されると、「嫌い」と言ってそのスタッフを無視するなどの行動がみられた。また、作業療法の費用にこだわり、待ち時間などを「もったいない」と怒ったりした。「費用がかかっているから、むだな作業はしたくない」と言った。

● 塗り絵

ジグソーパズル終了後、以前に興味をもった塗り絵を導入した。花の絵の見本を見ながら塗りはじめた。9日間かけて完成させた。

その後の経過

2泊、3泊と外泊を繰り返した。2回目の外泊から病院に戻った後、表情がかたく、OTRに泣きながら「作業療法はもうやめる」と訴えた。外泊時に父親と口論したようであった。

その後、医師から作業療法を再度勧められ、OTRには
- 先生に作業療法に「行け」と言われたから来た
- 先生に、もうそろそろジグソーパズルをやめて「編み物でもしたら」と言われた
- お母さんにマフラーを編んであげたい
- 太いごわごわした毛糸は嫌、細くてやわらかい毛糸がいい

などと訴えた。

OTRは、編み物では患者が「編み目」を気にして、また不穏になるのではないかという懸念があったため、医師や看護師と話し合うことにした。

第3章　作業療法の展開

考察

　本症例の経過は、長い目でみると本人が続けられる作業を集中して行えたため、評価できると考えている。しかし、「500ピースのジグソーパズルを完成させる」という大きな目標が達成された後、OTRは塗り絵終了後も現状を維持する活動を考えていたが、主治医はOTRとは異なる次の課題（編み物）を本人に提案していた。

　このように、医師とOTRが「今後、どのような目標で作業療法を進めるか」という話し合いをしていなかったため、結果として患者を混乱させたと思われる。

　また、外泊での父親との口論から落ち込み気味になったこと、作業療法に「多額の費用を払っている」と思い込んでいることなどが重なって、OTRへの強い訴えとなったようである。

　そこで、主治医と話し合い、患者が問題に直面すると思われる編み物を、一応本人の希望どおりに導入し、どのような反応があらわれるかを評価していくことになった。

　万一、編み物をしているときに問題が表面化した際は、医師や看護師とともに問題の解決に対応していくことにした。

症例 3 　復職への不安が強いうつ病患者に対する作業療法の例

プロフィール（医師のカルテより）

性別 …………… 男性

年齢 …………… 30歳代前半

職業 …………… 中学校教師

診断名 ………… うつ病

既往歴 ………… なし。

生育歴
教育歴

*作業療法開始時の面談にて、作業療法士（以下、OTR）が症例（以下、B氏）から聴取。

- 祖父母、両親、5歳上の姉がいる家庭で育った。
- 中学での成績は上位だった。2年生のときに同級生から「嫌がらせ」をされたが、親が学校側に働きかけたことにより解決した。
- 高校は私立の進学校に入学し、そこでの成績も上位だった。

生活歴
現病歴

*個別作業療法開始年を X 年とする。

- 有名私立大学を卒業後、大手企業に就職したが、半年足らずで退職した。希望した部署に配属されたものの、「自分の望む業務をさせてもらえなかったことや人間関係で悩んだことが原因で抑うつ気分が出現したため」と本人は考えている。精神科クリニックを受診し、うつ病と診断された。症状は軽度で、薬物療法で回復した。
- その後、大学の教育学部に入学して教員免許を取得し、中学校教師となった。
- **X－3年**：業務多忙と職場での人間関係に悩んだことから、抑うつ気分が続くようになったため、休職して当院精神科に約3か月間入院した。退院後すぐに職場復帰した（週1日の軽減勤務から開始）。
- **X－2年**：不安感と身体の不調感が強くなり、再度休職して当院精神科に約2か月間入院した。退院後すぐには復職せず、主治医のすすめ

122

第3章　作業療法の展開

で復職支援デイケアを利用した。しかし、他利用者と自分を比較して不安が強まったため、自ら希望して利用を中止した。復職はせず、インターネットを閲覧したり、いくつかの資格取得の通信講座を受講したり、図書館に行ったりする生活を送っていた。当院外来への通院は継続していた。

●X－1年：不安感が強くなり、当院に約10か月間入院した。退院後、自ら希望し「個別復職リハビリテーション」に参加した。しかし、「職場に戻っても業務を行えるだろうか」との不安が強まり、自ら希望して参加を中止した。

●X年：自ら希望して復職した（週1日の勤務から開始）。B氏の希望により、勤務と並行して外来で個別作業療法を受けることになった。

作業療法初期評価

＊作業療法の頻度が少ないこと、B氏の不安の訴えが強いこと、他者からの評価をかなり気にする性格であること、これまでの復職リハビリテーションなどですでに各種の評価尺度への回答をしていることから、抑うつ症状などを点数化する尺度による評価は行わず、まずは開始時の面談や作業療法中の言動から評価した。

生活状況　実家近くのアパートで一人暮らしをしている。家事は自分で行っているが、夕食のみ実家でとっている。処方された薬は、医師の指示どおりに毎回きちんと服用している。勤務のない日は、自宅でテレビやインターネットを観たりしながらごろごろしている。特に勤務の翌日は疲労が残っているため、起床時間が遅くなる。大学時代の友人と会って買い物や飲食をすることはたまにある。

勤務状況　週1日の軽減勤務である。勤務校の校長がB氏に支援的で、段階的な復職に理解を示してくれている。業務内容は担任教諭の補助である。眠気とだるさのため、授業のない時間に休みをとりながら定時まで勤務している。

任された業務を「できそうにない」と感じることがあっても、同僚にそのことを話したり、負担を減らしてほしいと願い出たりはしない（「こんなこともできないのか」と思われたくないため）。しかし、業務でミスをしたり大幅に期限を超過してしまったことは、今のところない。悩みを相談できる先輩教諭が1人いて、愚痴をきいてもらうこともある。

B氏の訴え
ニード

- **困っていること**：生徒の保護者や同僚の目が気になる（きちんと仕事をしていない教師と見られているのではないか）。自分は教師に向いていないのではないかと感じている。「具体的にどのようなところが？」というOTRの質問には「何となくそう思う」と答える。勤務がない日にはそういったことをとめどなく考えて、不安でつらくなる。
- **今後の希望**：きちんと働いていないと将来の生活も心配なので、早く完全に職場復帰してフルタイムで働きたい。しかし、今後も教師を続けていけるか不安なので、転職するために何かの資格を取得したい。
- **作業療法を受ける理由**：「早く（病気が）よくなると思うから」。

まとめ

- **優位点**：遅刻や早退をすることなく週1日の勤務ができている。職場の校長が復職に好意的である。身のまわりのことを自分で行ったり、外出して知人と交流したりできる程度の体力や活動性がある。
- **問題点**：1人で自宅にいるとネガティブなことを考えて不安が強くなっている（実際にできていないことを気に病むのではなく、まだ取りかかっていないことへの不安にとらわれている）。
- **特徴**：他者の評価を気にして、人並、あるいはそれ以上に「できている」ことを望むといった、プライドが高い傾向がうかがえる。理想の状態になろうと焦って性急に行動し、その結果、理想と現実とのギャップに直面して不安を強めている。これまでの復職過程におけるドロップアウトには、上記のようなB氏の行動パターンがあらわれている。

第3章　作業療法の展開

作業療法計画の立案

**作業療法
での目標**

●週5日の勤務に復帰し、それを継続する。

　B氏には、「Bさんが希望しているように、フルタイムの勤務に復帰することを目標にしましょう。そのためにここ（作業療法）では、職場での悩みや問題に対処する方法をいっしょに考えながら、フルタイムで働く準備をしていきたいと思っています」と伝えた。

**介入の
基本方針**

①勤務継続のサポート

　職場における悩みについて、解決する具体的な方法をB氏とともに考え、実際に解決に向けての行動がとれるようにサポートする。その際、「指示的」な態度ではなく、B氏自身が選択や決定ができるように後押しする。B氏の「不安だ」という思いを受け止める態度で接する。

②作業活動をとおした自己の強化

　B氏がネガティブな思考に没頭する時間を減らすため、活動する時間を増やす。その一手段として、作業活動を導入する。週1日からはじめ、頻度を徐々に増やす。

　また、作業活動をとおして、現在の自分について（集中力、耐久性などの作業能力や、自分の行動傾向など）認識し、そこから、職場での行動を含め、今後どうしていくかを自分自身で検討できることを目指す。

　同時に、作業活動において、自分で選択・修正・達成する経験を積み重ね、小さくても自分に対する自信を蓄積できるようサポートする。

**実施計画
基本方針**

●**基本方針（1）**：職場での課題抽出、行動計画、実行、振り返りを行う。

①職場で困っていることや改善したいことなどをB氏に抽出してもらう。

②それを解決・改善する方法をともに考え、行動計画を立て、B氏が実行にうつす。

③遂行度や満足度を振り返る。

●**基本方針（2）**：個別の作業活動として、ビーズ手芸（玉のれん）を行う。

125

作業種目の選択理由 ⋯⋯

- 自分のペースで行え、活動と休憩のバランスを自分で調整しやすい。かつ自分の行動の結果が作品に直接反映されるため、自分自身の行動を振り返りやすい。

- しっかりと構成された作業活動であり、製作者の巧緻性などによる完成度の差が生じにくい。また、完成作品は美しく見栄えがよい。これらのことから、プライドが高いB氏でも比較的高い達成感と満足感が得られると思われる。

- ビーズ手芸は、B氏にとって未経験で「できそうにない」「不安を感じる」課題であると推測される。あえてその課題を提供し、「目の前にあるやるべきことを少しずつコツコツと行っていったら、未知で不安を感じる課題であっても達成できた」という経験をしてもらう。

■■■■■■■■■ **経過（1）** （作業療法 1回/週） ■■■■■■■■■

基本方針（1） ⋯ 　OTRに、勤務に関して「ストレスがたまる」と繰り返し訴えた。職場での課題としてあげたのは「疲れて、勤務が終わるとぐったりする」ことと、「とてもストレスがたまる」ことであった。

　OTRとの話し合いから、「ストレスがたまるからよけいに疲れる」と考え、「何らかの方法でストレスを解消しよう」ということになった。「勤務のない日に外出して体を動かす」と「OTRに思っていることや不満を吐き出す」を計画としてあげた。

基本方針（2） ⋯ 　作業活動の導入にあたってOTRは、「自宅に1人でいると今後のことを考えてつらくなるようなので、勤務のない日には作業療法室に来て気晴らしになることをやってみましょう。身体を動かすのは抑うつ気分の改善に効果があるそうです。ただBさんは仕事で疲れがたまりやすいので、あまりハードなものではなく、手先を動かす作業をおすすめします」と言ってビーズ手芸を提案した。B氏ははじめ、「難しそうで疲れそう」と渋った。B氏が作業をマスターし慣れるまでしっかりサポートする旨、さらに、「完成作品を作業療法室に飾らせてもらえたら、部屋が明るくなりそう」と伝えたところ、「それなら…」と了承した。

第3章　作業療法の展開

作業3回目までは、OTR は B 氏の隣に座り、工程を一つひとつ説明・確認しながら作業を進めた。OTR による口頭での説明に対する理解は良好で、作業そのもののやり方は了解したようだった。間違えそうになったときには OTR が介入した。休憩は OTR が先導してとったが、B 氏は休憩時間中も説明書を読んだりしていた。

■■■■ **経過（2）** （作業療法 2回/週）■■■■

基本方針（1）… 「勤務中は相変わらずストレスを感じ疲れるが、退勤後に商業施設に立ち寄ったり、休日には散歩がてら買い物をしたりするようになって、それは楽しい」「○○さん（OTR のこと）に愚痴を言うのもストレス解消に少し役立っている」と話した。自分で考えた計画の遂行度と満足度を高く評価していた。

新たな課題に「自分は仕事ができない」をあげた。「できないことはどのような業務で、どのようにできるようになりたいのか」という OTR からの問いには答えられなかった。そこで OTR が、勤務日に担った業務に対する振り返り作業を提案した。任された業務は具体的にどのようなものだったのか、それをどの程度遂行したか、担任教諭からフィードバックがあったのかなどを、OTR がサポートしながら、できるだけ客観的に見直してもらうことを試みた。その結果、実際には問題は見つからず、補助している教諭からは「ありがとうございます」と言われたことを思い出した。任された業務そのものをしっかりこなせているとの認識を促し、「今後もこの調子で、やるべき目の前のことに集中して、ゆっくりコツコツと取り組み続けてみよう」と話し合った。

基本方針（2）… OTR は作業開始時には必ず B 氏のそばにいるようにしたが、そばを離れる時間を少しずつ長くしていった。作業3回目の日に、作業療法の頻度を週に2回にすることを B 氏に提案した。B 氏は「早く仕上げられますね」と同意し、「フルタイム（の勤務）になる前に仕上げないといけませんからね」とはりきった様子だった。

それから作業スピードは速くなったが、誤作業に気づかずに進めてい

127

た。OTRは、作業療法終了の30分ほど前に、誤りがある箇所と設計図を示して修正が必要だと指摘した。OTRが修正を手伝ったが、B氏は「不安になってきた」と訴えた。OTRは「修正は面倒な作業なので、ゆっくりでもこまめに見直しながら進めたほうがかえって効率的で、Bさんも疲れにくいかもしれませんね」と伝えた。話し合いの結果、ビーズを1列通し終えるごとにOTRが確認することにした。

■ 経過（3）　(作業療法 3回/週)

　勤務のない日にごろごろしていることはほとんどなくなり、外出したり、インターネットで「転職する場合に役に立ちそうな」資格取得のための通信講座を検索したりしていると話した。B氏の同意を得て、作業療法の回数を週3回に増やした。

基本方針（1）…　校長に「勤務を3日に増やしたい」と申し出たが、「焦らずに、まずは2日にしたほうがよいだろう」と言われたとのことで、それ以降、「自分は仕事ができない人間だと思われている」「そのうちクビになるだろう」などと不安の訴えが多くなった。

　OTRは、「校長の判断は、Bさんに負担がかかりすぎないように配慮してのことで、2日に増やしたということは、現在の勤務状況をよく評価していると考えられる。作業療法での活動状況を伝えて、しっかりできていることを知ってもらえれば、校長も勤務日をさらに増やすことに賛成してくれるのでは」と話した。

基本方針（2）…　不安の訴えはあるものの、OTRの促しで作業活動をやりはじめると、その後は黙々と手を動かしていた。作業時間の後半には作業のスピードが落ちて、作業量はピーク時の7〜8割になった。誤作業は減っていたが、作業時間の後半には誤作業が生じた。OTRがそのことをB氏に伝えると、「疲れると集中力が落ちるんですよ」と言った。それでも自ら休憩をとらなかった。他患がOTRに「休憩します」と言って作業場所から離れるのをちらちらと見ていることがあり、その後、作業場所で手

第3章　作業療法の展開

を休めて身体を伸ばしたり肩を回したりするようになった。

経過（4）　（作業療法 1回/週）

OTRが勤務校の校長に連絡をして、作業療法でのB氏の様子（作業療法に休まず参加し、安定した様子で作業に取り組んでいること）を伝えた（その内容はB氏にも伝えて了解を得た）。その結果、試験的に勤務を週3日にする同意をもらった。B氏と話し合い、作業療法の回数を週1回にすることにした。

基本方針（1）…　勤務日の増加とともに1日の業務量も徐々に増えてくると、OTRへの「疲れる」「ストレスがたまる」「不安になる」との訴えが多くなった。身体のだるさを理由に勤務を休むこともあり、8〜9割の出勤率になった。

OTRは業務の内容や遂行状況を聴き、着実にこなせているものを取りあげ、B氏が「できていること」に注目できるようサポートした。また、「任される業務量が増えているのは、Bさんが仕事をきちんと行えているからこそでしょう」と伝えた。

疲労解消のため、休日の活動量と内容をB氏とともに見直した。遠出しての買い物を少なくし、読書や映画鑑賞など、より身体的負担が少ないことをやってみようということになった。

基本方針（2）…　作業中の休憩回数は増えたが、誤作業はほとんどなくなり、あってもB氏が自ら確認して発見し、ため息をつきつつも修正していた。作業療法室に来ると、作業に取りかかる前にひとしきり「ストレス」や「不安」を訴えるが、作業に入ってしまえば黙々と手を動かしていた。

作業療法の終了

週3日から4日勤務の期間を経て、週5日の勤務にすることが決まった。

基本方針（1）…　B氏は「週5日勤務できるのか不安」と訴えた。OTRは、B氏の不安を受け止めたうえで、「これまでと同じように、まずは目の前にあることをゆっくりでもコツコツとこなしていけば、少しずつ新しい状況に慣れていけるのでは」と話した。また、「強い疲労やストレスを感じて精神的ケアを必要としている教師が多いという報道を聞いた」という話をした。

基本方針（2）…　B氏は休憩の時間を少し短くして作業に取り組み、作品を完成させた。OTRが作品を作業療法室に飾ると、他患やスタッフから「きれいですね」「Bさんが作ったのですか」などの声をかけられ、B氏は嬉しそうな表情をしていた。OTRは「Bさんにとってはじめてのビーズ手芸でしたが、コツコツやって、立派な作品ができあがりましたね」と伝えた。

考察

　B氏の特徴は、従来型（メランコリー親和型）うつ病よりも、逃避型やディスチミア親和型などのいわゆる「新型うつ病」に当てはまる点が多いと思われた。したがって、作業療法におけるかかわりでは、坂元の提唱する「現代型うつ病」患者への治療的対応の要点を参考にして基本方針を立てた。

　まず、次頁の表の2、3、6をふまえつつ、勤務を継続して生活のリズムを保つことを重視した。また、職場での悩みへの対応や、作業活動をとおしたかかわりは、9を意識したものである。頻繁な「不安」の訴えを受け止めつつも、現にできていることに目を向けることを促し、それらを伸ばすことで、適度な自信をもち、自己愛を満たせるように配慮した。

　しかしながら、課題は残っている。B氏の症状悪化に影響していると考えられる特徴（他者と自分を比較し、プライドを保てなくなると不安を訴える）については、今回のかかわりでは、ほとんど手をふれていない。これは短期間で変容させられるものではなく、そもそもかなり難しい課題である。しかし今後、もしB氏の症状が再燃を繰り返すようならば、この点についても介入する必要があるだろう。

「現代型うつ病」治療的対応の要点

1. 安易に「うつ病」と告知し、「服薬と休養で比較的短期間で治る」という小精神療法は行わない
2. 休養することがいつもよいとは限らない
3. 病状によっては、多少つらくても仕事や家事をしながら生活のリズムを整えることも大事である
4. 抗うつ薬の効果に過度の期待はさせない
5. 20〜30年前より過酷な労働環境に配慮すること
6. 家族は、病気を理解しつつ過保護にはしない。批判は禁物だが、患者に合わせ過ぎず、言うべきことは言う
7. 環境の変化に期待することも重要である
8. 医師も家族も彼らへの陰性感情を慎み、辛抱強く「嵐の中の灯台のように動揺せず」、気長な対応をこころがける
9. レジリアンスを最大限引き出す方策を考える
10. 希望を処方する

レジリアンス：自己治癒力のことであり、発病前の「抵抗力」と発病後の「回復力」となる。柔軟性、自負心、自尊心、コントロール可能感、ポジティブ指向、客観視、目的指向といったことが特徴・指標となる。

(坂元　薫：うつ病の誤解と偏見を斬る. 日本評論社；2014. p.18, 31より)

症例 4	# 重大な他害行為をした患者の社会復帰を進めた作業療法の例

■ プロフィール（医師のカルテより）

性別 …………… 女性

年齢 …………… 30歳代

診断名 ………… うつ病

家族歴 ………… 精神疾患の遺伝負因なし。父はアルコール依存症。

既往歴 ………… 特になし。

生活歴 …………
- 同胞2人の第1子。東京出身。父親はクリーニング店を経営しており、母親も手伝っていた。小学5年時、家庭内不和により両親が離婚した。その後は父親と生活するが、夜、症例（以下、C氏）が帰宅すると、酒に酔いつぶれた父親が「うるせえんだよ。あの女はふざけるんじゃないよ」と前妻の文句を言うことが多くなる。C氏は定時制高校に通い、父親と離れて生活する。
- 卒業後はデパートに勤務した。
- 20歳でトラック運転手と結婚したが、ドメスティックバイオレンスにあい、21歳で離婚した。
- 22歳時、5歳年上の建設業の会社員と再婚する。夫の性格はまじめで非常におだやかであった。22歳時に長男、29歳時に次男をもうけた。
- 33歳時、夫が課長になったころ、会社が多額の負債を抱えるようになった。このころから夫は不眠傾向になり、睡眠不足で疲労がとれない日が続いたが、不調を感じながらも頑張り続けていた。C氏が34歳時、夫（39歳）は自責的になり、会社にて自殺をする。
- C氏は家事、育児に励み、子どもたちを大変可愛がっており、地域活動にも週2回参加するなど、活動的であった。
- 長男は、中学校に入ったころから、感音性難聴となり、他者とのコミュニケーションに支障をきたすようになった。地元の高校に入学した

132

第3章　作業療法の展開

ものの、徐々に不登校となり、家で時間を過ごすようになった。

現病歴 ・・・・・・・・・・・・・・・　＊作業療法開始年をX年とする。

●20代半ばから家事と仕事の疲れから意欲減退などのうつ症状が出現し、30歳時、近所のクリニックを受診した。

●X－1年（39歳）：家を新築したのを機にパート勤めをはじめたが、「仕事の内容が自分に合わない」「子どもの用事ができない」などと悩むようになり、抑うつ的となった。そのころ、長男が難聴の治療のため病院を転々としていたことを苦にしていた。また、自分の歯科治療や義母の入院、家族全員がインフルエンザに罹患し眠れない日が続くなどの負担が重なっていた。

●X年2月中旬：不安、不眠（早朝覚醒）、悲哀感、行動抑制＊が出現した。その後、徐々にうつ病が悪化したため、同年3月、D病院精神科を受診し投薬された。しかし、うつ状態で家事などが十分にできないことや、子どもが反抗的なことを苦にして、「この子たちは大きくなってもまともな大人になれない」と思い悩み、希死念慮が強まった。
＊行動抑制は、やる気がわかない、取りかかるまでに時間がかかるといううつ病の症状をいう。

●X年3月末：義母と次男が帰宅した際に、C氏の様子がふだんとは違うことを不審に思った義母が、近所に住む親族へ連絡し、これを受けて駆けつけた親族が、死亡している長男を見つけた。C氏が「息子がこたつで寝ていたところを、後ろからひもで首を絞めた」と話した。

●急性期
　当該行為の翌日、精神保健福祉法第24条の検察官通報にて精神保健診察となり、E病院精神科に措置入院となった。
　C氏は「私を殺してください。子どもといっしょに逝きたい」などと訴え希死念慮が強いため、当該行為翌日に電気けいれん療法が行われた。長男の死亡については、まだ告げられない状態であると判断され、「長男は現在重体で加療中」と伝えられた。
　当該行為1週間後、F病院に転院（第1回入院）となる。
　入院当初は抑うつ気分、悲哀感がまだ残っており希死念慮も認められ

133

たが、薬物療法で徐々に改善した。しかし不眠が続き、子の安否を気遣って感情が不安定で、感情失禁*が認められた。

> *感情失禁とは、わずかな刺激で抑制がきかずに感情がストレートに出てしまい、些細なことで泣いたり怒ったり笑ったり、感情の調整がうまくいかない状態をいう。

当該行為3週間後、義母と担当医から長男が死亡したことが伝えられた後、一時的に感情の動揺がみられたが、表面的には落ち着きを取り戻した。この間、担当医は「事件は病気のために起こったことであり、きちんと治療を受けることが大切です」と話した。

● 回復期

勾留中に起訴前精神鑑定が行われ、その結果、心神喪失と認定され不起訴となり、身柄釈放と同時に、F病院に第2回目入院（医療保護）となった。

第2回目の入院時、「勾留中の生活がつらかった」と述べ、やや抑うつ的であったこともあり、医師は実子殺害の件については一切直面化させない方針で支持的に対応した。

入院時は抑うつ状態であったが、入院したことで安心したのか希死念慮はみられなかった。入院4か月目から作業療法を導入し、時間をかけて退院する方針となった。

作業療法評価

入院後数日は臥床傾向がみられたが、病棟でのADL（日常生活動作）はほぼ自立し、対人関係も良好で精神症状も安定していた。入院2週目になると自らレクリエーションや個別作業などの作業療法プログラムへの参加を希望した。表情はやや沈んでいるものの人とかかわることや作業を行うことは好きなようで、すぐに複数の患者と交流したり、編み物や学習課題などに取り組み、難なく遂行できていた。プログラムは週に2回であったが、欠席はおろか遅刻や早退もほとんどみられなかった。

しかし、作業療法参加中、表情の暗さや疲労感が強く、会話をするのがやっとの状態だった。会話は90分間話し続ける日もあれば、ほとん

ど何も話さずにため息をつくばかりの日があったりと状態の変動が激しかった。

作業療法計画の立案

介入の基本方針　日常生活遂行および対人関係構築が困難な原因として、
①漠然とした不安感や消極的思考が強いこと
②ストレス発散の場がないこと
③孤立感が強いこと
の3点が考えられた。
　作業療法場面においては、
①認知の歪みへの気づきを促し、認知の変容を促す
②ストレス発散方法を学び、実際にストレスを発散する体験をする
③安心できる関係や居場所を提供する
を基本方針とした。

作業種目の選択　手工芸（革細工）、パズル、軽運動（エアロバイク、ストレッチ）、生活習慣表の記入（日記プログラム）を選択した。

実施頻度　手工芸や軽運動は1回90分、週1回とした。

目的　①気分転換の手段獲得や余暇の有効な使い方を身につけるため、軽運動や手工芸を行う。
②入院中の対人関係における不安感や孤立感を軽減するため、作業療法士とのラポール形成を促す。
③継続力を身につけるため、また、自己認知が歪んでいることへの気づきを促すため、日記プログラムにおいて行動習慣や気分、考えなどを自ら記録し、作業療法士とともに内容を確認する。

経過

院内の作業療法（手工芸、パズル、生活習慣表の記入）を開始した。病棟内の対人関係は円満で、他患の世話を熱心にしていた。

生活リズムを整えることを第一の目標とし、生活パターンの把握を目的とした日記プログラム（生活習慣表の記入）を開始した。記載内容は起床、入眠、食事、外出時の出来事とその時々の気分や考えなどである。

作業療法時には日記の内容確認を中心とした面接を行うが、開始から数日は何も書いておらず、日記すらできないと自分を責めていた。そのため、記載内容を起床、入眠、食事、外出の4項目に絞り、記載も毎日行わなくてもよいという条件に緩和したところ、毎日記載できるようになり、記載内容も4項目以外の出来事や気分や考えなどを徐々に記載するようになった。徐々に日記の記載が安定し、うつ病に対する偏見や誤解が解消され、休息や服薬の重要性を理解することができた。

社会復帰期後の経過

外泊を重ねるにつれて家事に慣れ、自信をもつようになった。長男の命日が近づくと思いつめた表情で涙ぐんでいた。義母の意向で、C氏には長男の1周忌の法要に参加させず墓参りもさせないことになった。また、その前後には外泊も中断した。

その後、外泊はほぼ週に1回、合計18回繰り返された。担当医は通院治療の移行が可能と判断し、退院となった（なお、次男は、C氏が入院中、義母と同居していた）。

その後の経過

作業療法を実施したことにより、毎日の行動および気分や考えなどを記した日記が習慣化し、ほぼ毎日継続することができるようになった。また、日記の内容を作業療法士とともに確認することで、漠然とした不安感や消極的な考えがふだんの行動に悪影響を与えていることに気がつ

第3章　作業療法の展開

いたり、わずかながらも家事やセルフケアができていることや気分が安定している時間もあるなどの肯定的なとらえ方ができるようになった。

　職場復帰後は、業務の煩雑さや新しい人間関係の構築にストレスや疲労を感じながらも遅刻や欠勤をすることなく、家事も行いながら働くことができていた。

まとめ

　本症例は、医療観察法病棟に入院し「中等症反復性うつ病性障害」と診断されたケースである。うつ病により実子を殺害し、入院当初は状態が安定しなかったが、回復期病棟に移動して間もなく、作業療法プログラムを導入し、安定を図った。

　その結果、自分の気分や考え方が大きく偏っていることや、自分の行動が気分や思考に大きく振り回されていることに気づくことができた。さらに、新たな行動を積み重ねることが自信につながり、ついには日常生活や職場での遂行能力や対人関係能力の改善につながったと考えられる。

Column　医療観察制度とその概要

　医療観察制度は、「心神喪失等の状態で重大な他害行為を行った者の医療及び観察等に関する法律」（以下、医療観察法）に基づいて行われる制度である。2003（平成15）年に成立、2005（平成17）年に施行された。

　医療観察制度の目的は、心神喪失または心神耗弱の状態により重大な他害行為（殺人・放火・強盗・強姦・強制わいせつ・傷害など）を行った者に対し、適切な医療が継続的に受けられるよう、地域の精神保健福祉サービスを基盤とした支援を確保することにより、病状からの回復と他害行為再発の防止をはかり、社会復帰を促進することである。

医療観察法病棟

　行為を行った者（対象者）の入院治療は、「指定入院医療機関」として定められた、国公立病院などに設置された「医療観察法病棟」において実施される。

　また、対象者には「専門的多職種チーム」によって医療が提供されることが基本となっており、医療観察法病棟には、常勤の医師、看護師、臨床心理技術者、作業療法士、精神保健福祉士の5職種の配置が定められている。

　対象者を収容する病室はすべて個室であり、病棟の設備・環境は、快適性などに十分配慮されたものになっている。

4 集団活動への参加の促進

作業療法としての集団活動には、

①スポーツなどの身体機能に働きかける活動

②ゲームなどの精神機能へ働きかける活動

③上記の両者を組み合わせた作業活動

の3つがある。

集団活動を行う場合は、ルールや進行方法など、さまざまな点で作業療法士による調整が必要となる。また、他者との交流を避ける場合は、作業療法士は個々の患者の状態の変化と作業療法の方向性を見極めたうえで注意深く集団活動を進めていく。

集団活動の意義

患者が参加する集団活動は、身体機能の向上や精神機能の改善（自発性や意欲、集中力の向上、気分発散など）、社会性の改善（対人交流の技能の改善）などを目的に行われる。

身体機能の向上

自閉傾向や長期入院などの影響から、体力の低下がみられることが多い。このような患者が、スポーツなどの集団活動に参加して身体を動かすことは身体機能の向上につながる。

精神機能の改善

患者で自発性や意欲が低下している場合、何も刺激がなく過ごしていると、働きかけがなければ病室などで座ったまま、あるいは臥床したまま身体を動かそうとしないことが多い。

このような患者を集団活動へ誘導し、周囲から刺激を与えることは、自発性や意欲を高めるなど精神機能の改善に役立つ。

社会性の改善

患者は、その症状ゆえに人と接することが少なくなり社会的な役割が減少し、徐々に孤立していく。たとえば、病棟のホールで同じテーブルに座っていても、他者とコミュニケーションがうまくとれず言葉を交わそうとしない場面はよくみられる。

このような患者に集団活動への参加を促すことで、社会性の面で改善がはかれる。

また、隣に座った者同士で目の前で行っているゲームの話をするようになったり、「次、あなたの番だよ」と教えるようになるなど、患者同士の会話がみられるようになったりする。

集団活動を実施する場所と注意

集団活動を導入する場合、作業療法士は、まず所要時間および実施する場所（病棟内ホール、体育館、屋外の庭など）を計画する。

なお、病棟内ホールにおける入院患者を対象としたレクリエーションで、出入りが自由（オープン）だと、途中でやめる患者がいるなど、マイナス面もある反面、途中から誰でも参加できるなどのプラス面もある。

集団活動への参加

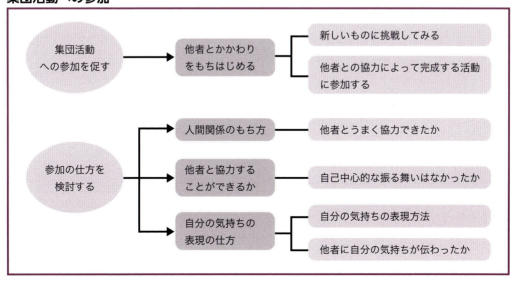

集団活動の隊形の例

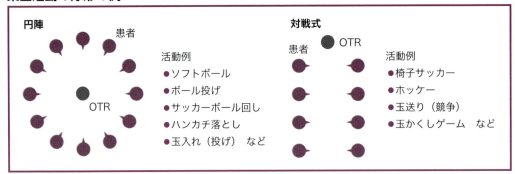

スポーツ活動にあたっての注意

スポーツ活動に参加した患者は、どのような状態でも比較的自発的に手や足を動かす。しかし、どうしても身体が動かないようなら手助けをする。このとき、介助が過剰にならないようにする。

たとえば、ボールを投げることができるのに、患者が手を動かさないからといって手を他動的に動かすのは患者の「できる」ことを減らすことにつながる。スポーツ活動の導入後は、患者が自発的にどこまでできるか、何ができるかを評価し、適切にかかわる。

対戦形式の集団活動にあたっての注意

活動内容によっては、上の図のようにグループの隊形を変えることで、その活動が盛り上がったりするので、適宜変更する。たとえば、紅白に分かれるといった対戦形式で行うスポーツやゲームでは、競争心が出て意欲が高まる患者もいる。

しかし、競争心が強くなりすぎると、他者とトラブルが起こる原因にもなるので、あまり刺激しないように注意する必要がある。

集団活動に参加した患者への支援

患者が集団活動にはじめて参加したときは、作業療法士は参加できたこと、その事実を認めていることを患者に告げる。

そして、作業療法士がいっしょに身体を動かしたり、歌ったりするこ

とで、その場を共有する人のなかに共通の現実感や仲間意識が生じ、自然に拍手をしたり、かけ声をかけるなど、社会的な活動がみられるようになることもある。

また、患者同士による会話がなくても、スポーツやゲームなどの集団活動を媒介として他者とかかわれることもある。

なかなか他者と会話をしない場合は、まず作業療法士が患者と会話し、時々隣の人に「そうですよね、○○さん」と意見を求めたりして、2人が会話をするように働きかける。

集団活動をとおして社会性に改善がみられたり、新たな問題が生じた場合には、適宜医師や看護師にその内容を報告し、それ以降の集団活動の進め方について意見を求めてもよい。

集団活動時の作業療法士の注意点

集団活動において、その場を取りまとめる作業療法士の行動が目立つことがある。たとえば、活動に合唱を選択したとき「大きな声で歌いましょう」と言って、自分も大声で歌う場合でも、集団活動の主体が「患者」であることを忘れないようにする。

集団活動において、作業療法士はできれば「空気」のような存在、つまり、「いなければならない存在だが、その存在を感じさせないもの」であったほうがよい。

特に患者が集団活動に慣れてきたと判断したら、作業療法士はできるだけうしろに下がって患者同士で活動するように促していく。

患者の自己評価を高めるための声かけ

集団活動では他患といっしょに行動することが求められるため、侵襲的な刺激が避けられず、それに自分で対処しなければならない。

このようなとき、「うまくいった」と思えるような体験や、周りの人から自分のよい点を指摘されたり褒められたりするような体験は、自己肯定感につながり、自信の回復や自己評価の改善に役立つ。

したがって、作業療法士は患者の肯定的側面を発見し、控えめに「その調子でOKですよ」というメッセージを伝える。

事故防止

　集団活動では、個々の患者が多くの動作を行う。また、さまざまな道具を使う機会も多い。このことは、活動中に事故が起こりやすい要因を多く含んでいるということである。現実検討力が低下している場合は、危険を認識できなかったりするので特に注意が必要である。

　また、複数の患者に対して、同時に作業療法士が注意を向けることは難しい。作業療法士が見ていないところで患者同士が接触し、いさかいを引き起こす可能性もあるので、できれば複数のスタッフで見守る。

事故の例
- **スポーツ**：病前と同じように動けると思って行動し、足がもつれて転倒する。
- **ペットボトルボーリング**：ボールを投げる際、勢いあまって体のバランスを崩し、転倒する。
- **風船バレーボール**：浮いている風船を追いかけているうちに、壁や床に置いてある物にぶつかる。

事故防止のための対応
　上記のような事故防止のためには、個々の患者の ADL（日常生活動作）能力や症状を把握するだけでなく、その日の体調や精神状態について、医師や看護師など、他部門から事前に情報を得ておく必要がある。また、集団活動で利用する作業活動の作業分析を行い、あらかじめ発生しそうな危険を想定することも大切である。

集団活動への参加の仕方の評価

　集団活動に参加した患者の様子を評価することで、患者の現在の状態がわかり、目標に対する問題点がみえてくる。

　作業療法士は、「集団活動に参加している個々の患者の状態を絶えず評価する」という視点をもつことが必要である。

集団活動参加時の患者の観察・評価の例

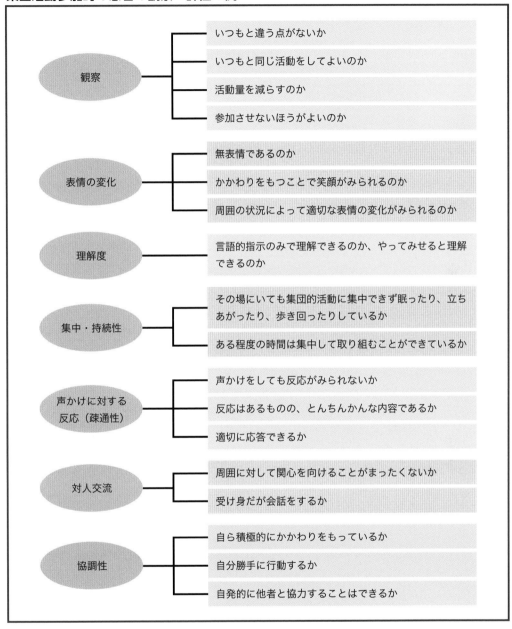

5 作業療法計画の変更

作業療法計画の変更にあたって

作業療法を進めていく過程で、

- 作業療法に参加しなくなる
- 作業の誤りが多くなる
- 精神症状が増悪する
- 今まで問題なくできた作業ができなくなる

などの状態が生じたときには、目標や方法の妥当性などとともに、作業療法計画の変更の必要性を検討する。この場合、初期評価と同様に、他部門からの情報および作業療法場面での評価を総合して検討する。

作業活動を変更するときの注意

作業療法計画の変更が必要と判断したら、計画を修正し、それに基づいて再度作業療法を進めていく。

その際に重要なことは、作業療法計画を変更する理由を患者にきちんと伝え、了承を得ることである。

患者によっては作業療法計画の変更を、

- 自分が作業が下手だから、途中で打ち切られたのではないか
- 自分が真面目にやらない「罰」として、取りあげられたのではないか

などと、否定的に受けとりかねない。

また、患者の状態に合わせて臨機応変に対応することは大切であるが、あまり短い期間に作業療法計画を変更しないように注意する。

なぜなら、患者が当初の作業療法計画に沿った活動に慣れ、安定して作業できるようになってからでないと、その作業活動の治療的な意味がなくなり、何より患者を混乱させる原因となるからである。

短期目標達成後の作業療法計画の変更

1つの短期目標が達成された場合、基本的には次の短期目標に進むこ

とになる。しかし、予測以上によい結果が得られているときなどは、医師や看護師と話し合い、当初の治療計画全体を見直し、作業療法の目標と実施方法を変更する場合もある。

> **Column　demand（要求）とneeds（必要性）の違い**
>
> 　作業療法の導入と作業開始時における患者（あるいは家族）との合意についてdemand（要求）とneeds（必要性）の違いを指摘し、そのうえで作業療法士は、患者とのかかわりのなかで、needsを探っていく過程が大切である[*]。
>
> 　demandとneedsは、一致することもあれば、当然異なることもある。
>
> 　たとえば、作業療法士が患者の希望を尊重して作業種目を選択したとしても、患者が作業療法に参加しなくなる場合もある。
>
> 　その理由の1つとしては患者のdemandとneedsの食い違いを作業療法士が把握できず、患者のdemandに合わせ、needsに即さない作業活動を選択したことが考えられる。
>
> 　このような食い違いは、
> - 患者が現在の自分自身の状態や能力を十分把握できていない場合
> - 作業の内容が患者の考えているものと異なっていた場合
>
> に生じると考えられる。
>
> **作業活動の選択上の注意**
>
> 　患者のdemandを優先して選択した作業活動が、患者の状態や能力に対して難しすぎて思いどおりに進まない場合は、患者が自分の能力を過小評価し、それがさらに精神障害に悪影響を及ぼすことにもなりかねない。
>
> 　反対に、作業が簡単すぎると作業療法は
>
>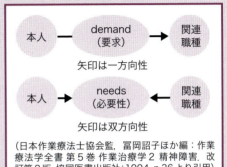
>
> **demandとneedsの違い**
>
> （日本作業療法士協会監，冨岡詔子ほか編：作業療法学全書 第5巻 作業治療学2 精神障害．改訂第2版．協同医書出版社；1994. p.36より引用）
>
> 「つまらないものだ」という印象をもち、作業療法そのものへの参加意欲が消失・低下することになる。
>
> 　したがって、needsを探る際には、まずは患者のdemandを確認することが作業療法の方向性を決める重要な要因の1つとなる。そのうえで、demandが現実的に可能なものかどうかを検討していく。
>
> 　上記の例のように、患者の希望する作業活動と作業療法士の考える作業活動が一致しない場合、無条件に患者の希望を取り入れるだけでも、一方的に作業療法士の考えを貫くだけでも好ましくない。両者で話し合い、できるだけ合意を得るようにする。ときには、患者の希望どおりのことをやってみて、その結果を振り返って再度話し合い、検討するという方法をとることもある（demandとneedsの違いの例を症例5に示した）。

[*]：荻原喜茂，冨岡詔子：個人作業療法の基本的な実施過程と方法．日本作業療法協会監，冨岡詔子ほか編：作業療法学全書第5巻　作業治療学2　精神障害．改訂第2版．協同医書出版社；1994. p.34-5より引用

| 症例 5 | # demandとneedsの違いを認め、作業活動を変更した例 |

プロフィール（医師のカルテより）

性別……………… 男性

年齢……………… 40歳代後半

診断名…………… 統合失調症

現病歴…………… ●17歳ころから精神症状が出現。その後、入退院を繰り返す。

●23歳：某病院急性期病棟へ入院。

●39歳：同病院慢性期病棟へ転棟。その後10年間入院生活を送っている。

他部門からの情報収集

医師から
の情報
　患者には病識がなく、無為自閉、感情鈍麻などの陰性症状が主症状である。ときに易怒性が亢進し、不機嫌になることがある。

●**作業療法処方**

●無為自閉・感情鈍麻の改善

●表現力の養成

●注意力の増進

●ADL訓練

看護部門
からの情報
●**病棟での生活状況**

●食事は1日3回毎食とっており、食欲もふつうにある。

●入浴は毎週火曜日と金曜日である。

●現在、排泄、整容などで困っていることはない。

●服薬は朝、昼、晩、就寝前の4回与薬されている。

第3章　作業療法の展開

面接

　表情はかたく、また寡黙で自分から話しはじめる様子はなかったが、作業療法士（以下、OTR）が患者に話しかけても嫌がる様子はなく、また、OTRの質問に対して的はずれな内容の発言もなかった。

　面接で得られた情報としては、趣味は読書で「毎日30分くらい読んでいる」とのことであった。また作業療法に関連することとして「ものを作ることはあまり好きではない」という発言があった。

　困っていることは「字が書けない」「掛け算ができない」などであった。希望としては、「退院して仕事に就きたい」ということで、そのためには判断力をつけ、「人間関係をうまくしていきたい」ということであった。

目標の設定

　● リハビリテーションゴール：退院して仕事に就く。

長期目標……… ①対人交流を進める。

短期目標……… ①判断力をつけ、自分でできることを増やす。
②集中して作業活動に取り組む。

作業療法の導入

作業種目と
その選択理由
　● 書道
　面接の際に「ものを作ることはあまり好きではない」という発言があったことから、道具を使って切り貼りするような作業は適切ではないと判断した。

　患者に希望する活動を聞くと、辺りをみながら書道と答えた。患者の希望を尊重することが動機づけになると考え、書道を行うことにした。

147

症例5　demandとneedsの違いを認め、作業活動を変更した例

■■■■■■■■ 経過 （8回実施） ■■■■■

　OTRが書きたい漢字を患者に聞き、それを手本として書いて見せ、1日に3〜5枚の手本に対し、患者が規定の枚数（基本的に5枚であるが、4枚のときもある）を書くことにした。

　患者は、はじめの1、2枚は手本を見てゆっくり書き、残りの4枚目、5枚目になると手本を見ずに筆を速く走らせて書くという傾向がみられた。

　また、完成した作品の1枚目と5枚目を見比べてみると、「はね」や「はらい」がなくなったり字がかすれたりすることが認められた。

　さらに規定の枚数が書けないこと、道具の片づけを忘れることがあった。それに対し、OTRは患者に規定の枚数を書くことを促すが、規定の枚数を書かない（5枚に満たないとき、5枚以上書きすぎたとき）ことが7回あった。

　道具の準備、後片づけはOTRの口頭説明だけで遂行したが、後片づけの際に文鎮、下敷きを忘れることがあったので、OTRが「○○さん、まだ残ってますよ」と言うと片づけた。こういったしまい忘れが4回あった。

問題点 ……………　本症例の場合、書道では口頭指示で準備や作業活動を遂行可能であるが、以下のような問題があった。

● OTRの言語指示を理解し遂行するが、準備や正確さに不足がある。

● 作業活動に対しての集中力に偏りがある。

　＊これらは「字」を模写するという単純な作業の繰り返しに対する「飽き」から生じていると思われた。このことから、demand（要求）とneeds（必要性）の違いを読み取ることができる。

● 対人関係においては、話しかけられると適切に返答するが、自分から話しかけることはほとんどない。

● demand と needs の違いの発見

　OTRは作業療法を選択する際、面接時の患者との会話の内容を言葉どおりに受け取り、作業活動として書道を選択したが、日々患者とかかわっているだけの状態となった。

148

第3章　作業療法の展開

そこで、それまでの書道の過程を再評価した結果、作業活動と患者とのかかわり方などを見直し、作業活動を「木工」に変更することにした。

作業種目の変更

作業種目と
その選択理由

- 木工（書類入れ）

木工は、木材のカンナがけ、ヤスリがけ、組み立て（釘打ち、ボンド接着、釘接着）、塗装などを順次行う複数の工程から構成される。また、たとえば、カンナがけ、釘打ちなどの道具を使用する技術と、材料を組

木工の作業工程と必要となる道具類

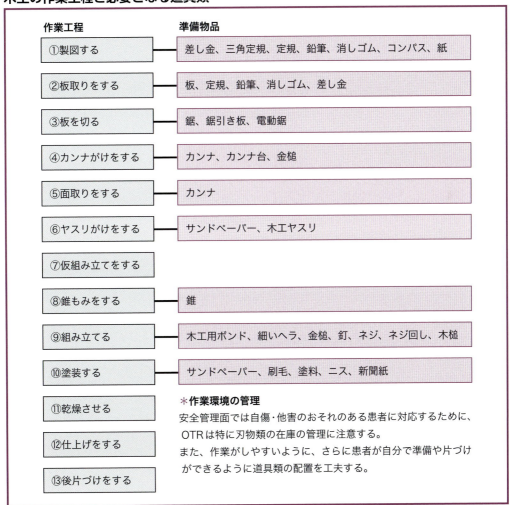

み立てていく構成能力を必要とする。このように、単純作業の繰り返しでないものは「飽き」が生じにくいと考えられた。

以上から木工は作業工程が多く、また作業手順などに関して患者からOTRに質問する機会も増え、他者（ここではOTR）とコミュニケーションをとるきっかけともなるので、この患者の作業活動として適切と考えた。

経過（10回実施）

道具の使用方法、作業手順、後片づけなどについてOTRが口頭で説明した。たとえば、カンナの後片づけの際は、「カンナを元に戻しておいてください」という簡単な説明ではなく、「まずカンナの2枚の刃を取りはずし、木屑を取り除いてから再び刃を差し込み、側面を下にして棚に置いてください」など、具体的に手順を説明した。

口頭説明だけで理解できないとき以外は、OTRは介入しないようにした。そうすることで、口頭説明だけでどの程度作業が遂行可能かを評価した。

患者は、1つの工程が終了すると「終わりました」とOTRを呼んだ。

休憩するときには無言でソファーに移動することもあったが、「一服してもいいですか」とOTRに聞くこともあった。

木工3回目のヤスリがけ中に、1人でにやりと笑っている、空笑がみられたことがあった（幻聴が原因と考えられる）。

どの程度削れたかを目で確認しながらカンナがけを行った。また、釘を目印のところにずれることなく打ち込むなど、技術を必要とする作業には集中して取り組んでいた。

しかし、「計測したところに釘を打つ」「木材を組み立てる」などの構成能力を必要とする作業は、OTRが「差し金で長さを測ってください」「一番長い木材がここにきます」というように具体的に説明してもできなかった。

作業工程について質問でき、休憩時には患者のほうからOTRに話しかけるなど、コミュニケーションもとれるようになった。

6 退院後の生活を想定した 作業療法の理解

　退院を間近に控えた段階では、特に退院後の具体的な生活をふまえたうえで、生活上の障害を改善して自己対処能力を増強し、意欲的に退院に取り組めるように作業療法を実施する必要がある。

　退院後の生活の場としては、

- 医療施設の利用：精神科デイケアや精神科外来での作業療法
- 社会福祉施設の利用：小規模作業所や授産施設などへの福祉的就労
- 入院前に通っていた勤務先への復職（一般就労）、あるいは復学
- 家庭内復帰

などがある。

作業療法士の役割

　この段階では、患者に社会生活に向けての現実検討を徐々に促すとともに、以下のような適応技能の指導や訓練を医療チームによって行う。

- 身辺処理や生活管理などの生活維持技能
- 作業遂行技能
- 対人技能
- コミュニケーション技能などの改善・習得
- さまざまな移動手段や社会資源の利用方法の理解と活用

などが具体的にあげられる。

患者が退院するまでに克服すべき課題の予測

　作業療法士は、急性期および休息期における作業療法場面で収集した「どのような状況で」「どのような発言や行動をしたか」などの記録をもとに、退院後に問題となる点を予測し、整理をする。

　これに医師や看護師、精神保健福祉士など、他部門から得た情報を加えて患者の行動パターンや「くせ」を評価し、退院後の環境において克服すべき課題を予測し、将来の生活に何が必要かを検討する。

151

たとえば、福祉的就労を目標とする場合、作業療法士は施設を選定する過程で各施設の活動内容に関する情報を収集し、これまでの病棟生活や作業療法場面の様子から患者にふさわしい施設を絞り込む。さらに退院後に入所する施設で必要とされる作業遂行能力を訓練したり、対人交流をしたりできるように作業療法を進める。

退院を控えた時期の作業療法士の視点

「できる部分」や「よいところ」を活かす視点

従来、作業療法では、患者の精神症状や正常（健常）とは異なる部分を問題点として抽出し、それを改善することに重点をおいてじっくりと行われてきた。

しかし、退院を控え、かぎられた時間のなかでは、患者の「できない部分（否定的側面、あるいは問題点）」に着目してその改善を目指すよりも、「できる部分（肯定的側面、あるいは利点）」を積極的に見出して、それを活かす視点を意識してもつことが重要である。

例：集団で行う作業場面で、決められた作業活動にはきちんと取り組む
　　が、他患とは会話をしようとしない患者の場合

● できない部分（否定的側面、あるいは問題点）の改善を目指す視点
● 言語的コミュニケーションの不足
● 対人交流の欠如

これらの問題点を改善し、社会性を再獲得することを目標として作業療法計画を立てる。

● できる部分（肯定的側面、あるいは利点）を積極的に見出す視点

作業活動を黙々と継続して行うことで精神状態が安定しているのであれば、「決められた作業活動にきちんと取り組んでいる」ことがその患者のできる部分となる。作業療法士はできる部分を活かすように作業活動を選択し、作業環境を整える。

第3章　作業療法の展開

問題点の回避と克服

　それでも、退院するにあたり何とか対処しなければならない「問題点」も出てくる。こうした場合、「問題点を回避する方法」、あるいはあえて「問題点を克服する方法」のどちらを選択するかを検討することになる。

例：統合失調症を発症する前に、入院前に勤務していた会社で担当していた営業職へ戻ることを患者が希望した場合

　たとえば、営業職に戻るのであれば、対人交流に欠かせないコミュニケーション技術が問題となる。特に営業職は、患者にとって精神的な負担が大きく、精神症状を再燃させ統合失調症の再発をまねく可能性が大きくなる。そのため、復職にあたっては「問題点を回避する方法」か「問題点を克服する方法」のどちらを選択するのか、判断が必要となる（場合によっては訓練が必要となる）。

●**問題点を回避する方法**

　勤務先の上司に相談して、他者との接触が少ない業務に就くように配慮してもらうか、サポートする人をつけてもらう。

●**問題点を克服する方法**

　営業に必要なコミュニケーション技能が身につくように「訓練」する。

●**まとめ**

　上記のような場合、どちらの方法を選ぶかは作業療法士が単独では決められない。作業療法士としては「問題点を回避する方法」を選択したほうが望ましいと考えても、患者が営業職に戻ることを強く希望し「問題点を克服する方法」を選択することもある。この場合には、訓練を導入することで不安が増強し、精神症状が再燃することもある。

　したがって、作業療法士は患者や家族などのニーズを把握し、さらに主治医とよく相談したうえで、患者自身が納得して行動パターンを変更できるように働きかけることが重要である。

6　退院後の生活を想定した作業療法の理解

精神障害者保健福祉手帳

　精神障害者保健福祉手帳（以下、手帳）は、精神障害をもつことを証明する手帳である。この手帳は、精神障害をもつ人が自立して生活し、社会に参加するための手助けとなる。

　たとえば、手帳の交付を受けた人は、所得税や住民税の障害者控除などの優遇措置が受けられる。

精神障害者保健福祉手帳の内容と申請手続き

内容	●手帳は障害の程度によって、1級から3級までに分けられる ●手帳をもつことで、通院医療費の公費負担の申請手続きの簡略化、国税などの減免を利用できる
申請手続き	●市町村で相談し、申請に必要な交付申請書を受け取り、必要事項を記入して、医師の診断書または障害年金の年金証書の写しを添えて手続きする ●本人の写真を貼付する ●有効期限：2年間 ●有効期限の延長には、2年ごとに障害状況の再認定を受ける更新手続きが必要である ●その他：手帳は他人に譲渡したり貸与したりすることはできない

障害等級

1級	日常生活の用を弁ずることが不可能な程度
2級	日常生活が著しい制限を受けるか、または日常生活に著しい制限を加えることを必要とする程度
3級	日常生活もしくは社会生活が制限を受けるか、または日常生活もしくは社会生活に制限を加えることを必要とする程度

第**4**章

長期入院患者への
作業療法の理解

1 退院を促される 長期入院患者の理解

長期入院患者の現状

　精神状態は退院可能な程度に十分安定しているにもかかわらず、さまざまな事情により長期の入院を余儀なくされている患者が、今日でも数多く存在する。具体的には「受入れ条件が整えば退院可能」な精神病床入院患者（いわゆる社会的入院患者）が存在しており、長期入院患者の退院・社会復帰をどのように援助していくかは、今後も地域精神保健の重要な課題であるだろう。

　制度面や社会資源などの整備はもちろんだが、長期入院患者に対する作業療法の内容についても今一度、検討しなおすことが必要であるだろう。社会復帰のための適切な働きかけ（時期、内容ともに）がなされないまま長期間入院を続けてきた患者のなかには、精神面の安定が十分に確保されているのに、入院生活に慣れてしまったために地域での生活が困難になっている人もいる。

　こういった長期入院患者は、概して能動性の減退や現実検討能力の持

後遺症状としての障害

- 一見、感情鈍麻にみえる反面、名目や世間体、周囲の評価にこだわり、過敏に反応する
- 枝葉のこと、目先のことにとらわれ、中心的なことがらを見落としやすい
- 長期的展望をもちにくい
- 短絡的に行動しやすい
- オール・オア・ナッシング（全か無か）になりやすい
- 変化に弱い
- 選択を要する課題に直面すると、混乱しやすい
- 応用がきかない

残遺症状
社会性の低下
精神症状から派生する
ストレス耐性の低さ

意欲の低下
楽しむことが苦手
活力の低下

態度としての問題
自己認識に乏しい
失敗に対する恐れが強い
判断力が弱い

続的障害などの後遺症状がみられる。さらに、長期にわたって社会から隔離された生活をしていたために、病棟外での生活に必要な社会性が低下しているケースもあるだろう。

生活リズムや社会性の確立および再構築は、作業療法に求められる大きな役目といえる。

長期入院に至った患者の心理面の理解

作業療法士が長期入院患者にかかわる際、「その患者がなぜ長期入院に至ったか」ということを理解せず、突然「自分のことは自分でしましょう」「社会復帰しましょう」と働きかけても無意味である。

長期入院患者に多くみられる状態像（主に統合失調症）

精神症状		●ほぼ安定 ●陽性症状は治まっているか、あってもあまり目立たない ●陰性症状が主体
日常生活活動	生活リズム	●だいたい安定してくるが、日中でも臥床しがちである、夜寝つけない、中途覚醒があるなど、規則正しい生活とはいえないことが多い
	セルフケア	●介助なしで行えることが多くなってくる。しかし、自ら適切なタイミングや頻度で行えるかどうかは、問題として残っている場合も多い ●促されればできるが、促しがないと洗面や整容、更衣、洗たくを行わなかったり、行ったとしても不十分だったりする
現実とのかかわり	見当識・現実検討	●時間・空間の見当識は回復し、目の前にある事態に関しては、だいたい正しく認識できる。ただし、未来についての検討は不十分なことも多い ●「自分は精神病です」という患者もいるが、病識がある人は多くない ●治療の拒否はほとんどないが、副作用を理由に服薬を渋る人もいる
	他者との交流	●言語的コミュニケーションはほぼ可能となってくるが、自分から他者と積極的に交流しようとする姿はあまりみられない人もいる ●職員に対しては、セルフケアなどに関してやや依存的な態度（やってもらうという受け身の態度）で接することがある
身体的側面	薬物の副作用	●遅発性ジスキネジア、パーキンソン症状など、薬物の副作用が続いていることがある
	その他	●疲労、空腹を感じるなど、身体感覚は回復してくる ●長期入院による運動不足の結果、体力低下や肥満がみられる傾向がある

長期入院となった要因

病状は安定しているが、日常生活を自立させる能力がない

家族のサポートがあれば、地域での日常生活はできるが、家族が高齢で患者の支援をすることができない

些細な社会的ストレスに対しても、耐性が脆弱であるために入院生活を余儀なくされている

院内では寛解の状態であるが、能動性の減退、現実検討能力の持続的障害がみられる

長期にわたって社会から隔離された生活をしていることも関連して、社会性が低下している

　長期入院患者の多くは、「食事の時間です」「お薬の時間です」などの病棟内放送や、「○○してください」という職員の声かけに従って動くことを求められる毎日を、長年送ってきている。ある日を境に、それまでとは大きく異なる生活をするように求められて、戸惑わないはずはない。

　また、患者に「将来はどうしたいですか」と唐突にたずねても「わからない」「ずっと病院にいます」というような答えが返ってくることも多い。患者のなかには「退院したい」という人もいるが、「では、今すべきことは何ですか」とたずねると、首をかしげたり、あまり現実的とはいえないことを答えたりする。

　また、若いころに発症してそのまま入院生活を送ってきたため、成人として自分のことを自分で処理したり、社会で生活したりすることのイメージがわかない人もいる。

　こういったことから、急に退院を促されても、これまで長い間やってきたことをなぜ今になって変えなければならないのか、これまでは病院職員の言うとおりに動くことを求められてきたのに、なぜ自分で考えて動くことを求められるのかなどの疑問が患者の気持ちのなかに生じても不思議ではない。

2 長期入院患者の作業療法の適応

作業療法士の役割

　　長期入院患者の社会復帰を具体的なものにするには、患者のこれまでの作業療法参加経過の評価と他職種からの情報を総合し、さまざまな評価尺度を用いて患者個々人の退院を阻害している要因を評価し、問題点を明確にしていくことが重要である（社会機能*を評価する尺度がしばしば用いられる）。

*社会機能：大まかにいえば「社会で生活する能力」をさし、社会に適応して社会的役割を担い、生きていく能力と言い換えることもできる。
　　したがって、社会機能の評価は、患者が生活する場面に即して行う必要がある。

　　以上のことから、社会復帰に向けたかかわりにおいては、患者本人の評価とともに、退院後の生活についての具体的な検討が必要となる。

退院に向けて評価すべきことがら（1）

病気に関すること

①精神症状	●地域で生活するにあたって障害となるような精神症状、および症状の結果として生じる言動の有無　など
②病気や病状についての認識の程度	●病気であることを受け入れているか ●服薬の必要性を認識しているか　など
③病気をコントロールする方法	●技術の獲得度 ●自己管理しようとする意欲の程度 ●通院の意志とその方法の有無 ●服薬の自己管理はできているか ●薬の効果や副作用についての知識 ●症状の変化や副作用に対処できる能力の程度　など
④退院	●退院したいという意欲の程度 ●自己評価能力の程度　など
⑤退院後の目標	●現実に即した目標が立てられているか　など

（次頁に続く）

退院に向けて評価すべきことがら（2）

生活能力

①日常生活の自立度	●炊事、掃除、洗たく、買物、清潔の保持などの家事能力の程度 ●交通機関、金融機関などを利用できるかどうか　など
②セルフケア能力	●生活リズムの維持 ●身だしなみ ●必要な栄養が摂取できるか　など
③家族との関係	●家族が期待する役割を果たせるか ●孤立せず、みんなで行動するときに協力できるか ●家族関係で生じるストレスに耐えられるか　など
④就労能力	●就労意欲の程度 ●持続力 ●作業能力　など

患者を取り巻く環境

①患者の状態への対処能力	●家族や地域の人々に対して迷惑になるような言動に対処できる力があるか ●患者の依存をどの程度受け入れられるか ●自殺などの事故に対処できるか ●患者の奇妙な言動に対処できるか ●患者の可能性への予測と期待　など
②病気への理解	●疾患に関する知識や認知の程度 ●予後に関しての予測や期待 ●服薬の必要性を理解しているか ●患者に対する態度や感情表現 ●疾患に合わせた援助ができるか ●再発への不安　など

サポート能力に関すること

①患者をサポートする家族の能力の程度	●体力的な問題 ●時間的な問題 ●経済的問題 ●家族関係の問題 ●患者に拒否的な家族メンバーの有無 ●患者を受け入れ、サポートすることに対する意欲の程度　など
②社会的資源の活用度	●住居の有無 ●病院・保健所などの公的サービス資源に対する知識の有無と活用状況

第4章　長期入院患者への作業療法の理解

退院を実現するための作業療法の目標

　　長期入院患者が地域での生活、つまり社会復帰を目指す段階での病院での生活期間は、入院医療という保護的環境から、地域での自立した生活に移行するための準備期間である。

　　この時期の患者にとって必要になることは、自分自身について知り、退院後の生活をイメージしたり生活を整えたりすることであるといえる。

　　たとえば、自分の病気に対する認識度が低いために些細なストレスで病状が悪化するような患者は、ストレスへの対処法や対人関係の技術を習得する必要がある。

　　日常生活のための技術や、セルフケアに問題のある患者の場合は、どこまで患者が自分でできるか、また患者の行っているセルフケア行為の適切さを評価し、必要な技術を提供しつつ、患者自身が納得できるかたちで自分でできることを増やしていけるように生活全般にわたる細やか

長期入院患者に生じやすい問題

日常生活活動	生活リズム	●昼間でもベッドでごろごろと寝て過ごし、レクリエーションなどにはスタッフからの促しがあって、何とか参加するという状態
	セルフケア	●看護師などに促されれば行うが、自分からは行わない ●自分で行っていても、やり残しがあったり適切な頻度でなかったりするなど、不十分な点がある ●その結果、汚れたままの格好で過ごしたり、ベッドの周囲がゴミだらけで異臭がしたりする
	服薬の管理	●服薬の必要性をしっかり認識できていない ●服薬を自己管理しようとする意欲に乏しい ●服薬が自己管理できていない　など
現実検討		●病気を含めた、現在の自分についての認識が不十分 ●未来（今後の生活）に対する現実的な検討が不十分 ●「退院するのは無理。ずっと病院で暮らしたい」など退院の意欲が乏しい ●現在の状況（生活方法、就労などに関して）では実現不可能な高い望みをもつ
他者との交流		●長い間地域社会から隔離されていて、社会性が低下している場合がある ●自閉傾向にあり、他者とほとんど交流しない人もいる
その他		●体力や持久力などが低下している

161

な配慮が必要である。

また、患者とともに、「どのようにしたら再発（再燃）せずに、退院後の生活を送れるのか」という問題にも取り組んでいく。

作業療法の方向づけ

作業療法を導入することによって、患者が目標をもって問題点が解決できるように作業療法を方向づける。

作業療法士は、

①介入の度合いを段階的に少なくしていき、最終的には患者が自分でできるようにする。

②患者のペースを大切にし、患者が考える時間を十分もてるようにする。

作業療法に必要な要素

次頁の表の目標と方向性に対し、

①A、Cに対しては、できるだけ毎日活動できること。

②Bに対しては、患者個人のペースで活動できること。

③Bに対しては、段階づけが多様にできること。

④Bに対しては、患者自身による修正が可能であること。

⑤Dに対しては、成果がはっきりとわかること。

成功も失敗も、自分の行動の結果によって生じたものであるということがわかりやすいこと。

⑥D、Gに対しては、他者とかかわる機会を増やすこと。

⑦Fに対しては、短期間で終わってしまわない、ある程度継続して取り組めること。

作業療法導入にあたっての問題点と作業療法の目標と方向性

問題点

①規則正しい生活を送れていない

②意欲や自発性の低下がみられ、活動性が低下している

③体力が低下している

④現在の自分についての認識、将来に向けての検討が不十分

⑤作業活動における集中力や持続力などが低下している

⑥自閉的で他者と円滑なコミュニケーションがとれない

目標と方向性

A：問題点①、②に対し、活動と休息のメリハリのある規則正しい生活を送る

B：問題点②に対し、自分のことをできるかぎり自分で行う

C：問題点③に対し、体力を回復する

D：問題点④、⑥に対し、周囲に目を向けるとともに、自分の現在の状態について認識する

E：問題点④に対し、将来の生活について考えるようになる

F：問題点⑤に対し、作業活動において集中して取り組む時間を延ばす

G：問題点⑥に対し、必要程度の他者とのコミュニケーション技能を獲得する

作業療法士の視点

　長期入院患者の退院にかかわる作業療法士には、これまで以上に将来を見据え、地域の関係機関との連携・関係調整を視野に入れた幅広い視点が求められる。

3 長期入院患者の就労支援と患者の選択

　現代の社会において、労働（就労）は余暇（遊び）とともにわれわれの日常生活の大きな位置を占めている。

　特に、「就労」は収入源、社会的承認、自己実現、自分を退屈させない、規律正しい生活が送れるなど、患者に多くの利点をもたらす。

　一般に一人前の成人とは、働くことができる人をさしている。一方で、労働が期待される年齢になっても働かないでいると「遊んでいる」と思われ、働かないでいることが、

- 怠けている
- 依存している
- 独立していない

という評価につながり、世間から「やっかい者」という批難を受けがちである。

長期入院患者の就労支援の視点

　精神障害者職業リハビリテーション研究会の調査研究（次頁の表）では、「雇用の対象となる精神障害回復者の特性とその対応」を、具体的に示している。

　就労支援での課題設定にあたっては、対象者の障害に注目し、いくつかのレベルに分けて理解していく考え方が一般的であるが、いわゆる「できないこと（問題点）」の克服を標的とする視点以上に、本人の長所、いわゆる「できること（優位点）」を向上させる視点が重要である。

　たとえば、単独作業で作品を制作する際に、抽象的な言語的指示から作業課題を理解することが困難でも、手本を示しそのとおりに行うように指示すれば、容易にできることがある。

長期入院に至った経緯の理解

　長期入院患者の病いの過程は、悲しみ、惨めさ、怒り、当惑、嫉妬、

第4章　長期入院患者への作業療法の理解

雇用の対象となる精神障害回復者の特性とその対応

作業能力

1）易疲労性
- 体力がなく疲れやすい。瞬発力はあるが、持続性に乏しい
- 心気的な訴えが多い（頭痛、下痢、腹痛など）
- ちょっとした外傷を気にして作業を止めてしまうことがある

2）速度が遅い
- 動作がぎこちなくスピードが遅い
- 不器用
- ペース配分が悪く、日によって作業量の変化が大きい（ムラがある）

3）理解力
- 飲み込みが悪く、繰り返し同じ指示が必要である
- 情報の取捨選択ができない
- ことがらの重みづけができない
- 情報過多で混乱する
- 作業量の増大で間違いが増加する（情報選択障害）
- 注意や集中が長続きせず、飽きやすい
- 注意力の配分が悪く、目配りが不足している
- 視野が狭い

対人関係

1）周囲の評価に敏感である
- 上司や同僚が自分をどう評価しているか過度に気にする
- 注意されると、深く考え込み自信がなくなる
- 自尊心が強く自己の能力の評価が高い（現実とのギャップ）
- 認められ評価されることを欲している

2）失敗を恐れ、新しいことへの取り組みを躊躇する
- 失敗を恐れるために何ごとにも消極的になる
- 新しい作業工程を嫌がり、慣れるまで時間がかかる
- ずっと先の問題でも先取りして心配する

3）つねに緊張状態にある
- 緊張と弛緩のバランスの悪さ、気分の切り替えの下手さ
- 刺激された状態からなかなか抜け出せない
- 感情が尾をひく
- 新しい職場、人間関係に慣れるまでに時間がかかる

4）きまじめさと社会的未成熟
- 社会的常識に乏しいきまじめさと要領の悪さが同居している
- まじめで嘘をつくことができない
- 挨拶ができない
- 無作法
- 独りよがり
- 無断欠勤、遅刻、早退、作業時間と休憩時間とのケジメがわからない
- 頻繁に喫煙やトイレのために席を立つ

医学的管理と関係者の連携

1）服薬継続の必要性
- 精神障害者のリハビリテーションを進めるにあたって通院、服薬の継続は欠かせない

2）病状悪化時の対応
- 仮に病状が悪化し、落ち着かない状態に陥ったとしても、その多くは適切な医学的対応によって改善する一時的なものである

3）関係者との連携
- 障害者は職場での問題だけでなく、多かれ少なかれ生活を送るうえでハンディキャップを抱えている

その他の特徴

- 身体障害者の場合と異なり、特別な設備や補助具などは必要としない
- 自分で金銭を管理し、1人で交通機関を利用して通勤が可能である
- 障害は必ずしも、いつまでも欠陥状態に固定しているわけではない

（精神障害者職業リハビリテーション研究会：精神障害者の処遇と就労に関する研究．1992より）

絶望といった「病いの苦悩」を抱えつつ生きていく過程でもある。ときに「病いの苦悩」を隠そうとする場合もあるが、それは自己評価が常に脅かされていることに対する防衛ともいえる。

長期入院患者は、こうした「病いの苦悩」と前述した「労働への道徳的価値」という二重の苦痛を抱え込んでいるといってよいだろう。

こうした背景のなか、特に長期入院患者の場合、精神障害を克服した証を求めて就労を試みる場合がある。しかしながら、精神障害者を取り巻く就労状況は非常に厳しく、多くの患者は挫折してしまう。

長期入院患者が就労の「できなさ」を自覚し認めることは、苦痛を伴い、困難なことである。現実では、精神障害者の多くは収入に結びつかない生活を送ることを余儀なくされている。作業療法士は、院内での作業活動ができたり、安定した地域生活が可能であったりすれば、「就労意欲や能力がある」と評価しがちである。しかし、病院内で適応した結果から就労や地域生活への適応が可能であると短絡的に結論づけないように注意しなければならない。

就労支援の難しさは、退院して生活状態のよい人が仕事に就けるかどうかを退院前にどのように見極めるか、という点にある。

就労と障害年金受給資格の喪失

精神障害があって働けない場合、障害年金受給の対象になるが、就労するとその受給資格がなくなる場合もあるため、年金の受給を継続するために就労をためらう人もいる。したがって、経済的な自立は、社会保障や福祉の制度と連動して考えなければならない。このような制度のために、「働きたくない」というのであれば、この問題にも対応する必要がある。

「働くこと」の意味を考えた作業療法士の支援

就労に向けて支援する場合、2012（平成24）年に施行された障害者総合支援法における就労系障害福祉サービスなどを利用して、作業療法

障害者総合支援法における就労系障害福祉サービス

	就労移行支援事業	就労継続支援A型事業	就労継続支援B型事業
事業概要	就労を希望する65歳未満の障害者で、通常の事業所に雇用されることが可能と見込まれる者に対して、①生産活動、職場体験等の活動の機会の提供その他の就労に必要な知識及び能力の向上のために必要な訓練、②求職活動に関する支援、③その適性に応じた職場の開拓、④就職後における職場への定着のために必要な相談等の支援を行う。 （利用期間：2年） ※ 市町村審査会の個別審査を経て、必要性が認められた場合に限り、最大1年間の更新可能	通常の事業所に雇用されることが困難であり、雇用契約に基づく就労が可能である者に対して、雇用契約の締結等による就労の機会の提供及び生産活動の機会の提供その他の就労に必要な知識及び能力の向上のために必要な訓練等の支援を行う。 （利用期間：制限なし）	通常の事業所に雇用されることが困難であり、雇用契約に基づく就労が困難である者に対して、就労の機会の提供及び生産活動の機会の提供その他の就労に必要な知識及び能力の向上のために必要な訓練その他の必要な支援を行う。 （利用期間：制限なし）
対象者	① 企業等への就労を希望する者	① 就労移行支援事業を利用したが、企業等の雇用に結びつかなかった者 ② 特別支援学校を卒業して就職活動を行ったが、企業等の雇用に結びつかなかった者 ③ 企業等を離職した者等就労経験のある者で、現に雇用関係の状態にない者	① 就労経験がある者であって、年齢や体力の面で一般企業に雇用されることが困難となった者 ② 50歳に達している者又は障害基礎年金1級受給者 ③ ①及び②に該当しない者で、就労移行支援事業者等によるアセスメントにより、就労面に係る課題等の把握が行われている者

（厚生労働省．障害者の就労支援について〈平成27年7月14日〉より）

士は「働く」ことを前提に患者に働きかけるが、当然、もう一方の「働かない」ことを、患者が選択する場合があることを含んでおく。

　かつて筆者が担当した50歳代の単身男性患者は、長い間、頑固な被害妄想にさいなまれ、その否定や肯定を繰り返しながら入院生活を送っていた。個別活動や集団活動（歌う会など）への参加を通じ、病室からわずかな距離である作業療法室へ移動できるようになった。こうして入院生活に一定のリズムをつくることができるようになり、病的体験は次

第に背後へ押しやられていった。

　そこで、病院スタッフは退院後の生活リズムの安定や他者との交流、多少の賃金を得ることを目的に、作業所への通所を提案した。しかし彼は「自分はこう見えても忙しい。毎日時間が足りない」と言い、受けつけようとしなかった。

　退院後の生活は、食事の支度（弁当を買いに行く）と、身のまわりの整理（ポストに入っていたチラシなどの整理、入浴の準備など）、飼っているウサギの世話にほとんどの時間を費やし、訪問する職員には「毎日仕事が忙しくて」と話した。つまり、彼には生活を維持することに費やす時間は「仕事」そのものなのである。

　作業療法士には、このような対象者の個々の状況を把握したうえで、「その人にとって必要な支援」を柔軟に考えることが求められる。

4 作業療法士−患者関係の終結時の支援

作業療法の終結の原因

　作業療法の終結は、
①作業療法の目標を達成した
②目標は達成していないが、患者が他施設へ移行することになった
③患者の希望（作業療法への参加の拒否）があった
④患者の状態の悪化により、作業療法の実施が困難になった
⑤患者の合併症により、作業療法の実施が困難になった
などにより迎える。
　②の場合は、移行先の機関のスタッフに、患者のこれまでの作業療法の経過を伝達する。
　③、④については、実際には拒否と病状変化は関連している場合が多いので、主治医を含めた他スタッフと、これまでの治療経過について検討したうえでどのように対処するかを判断する。

作業療法士−患者関係の終結にあたって

　作業療法士−患者関係の終結とは、通常、患者が退院することを意味する。それは、患者にとっては作業療法士との関係を築く力があったという証明でもある。しかし、関係が深まったという経験の結果として、患者と作業療法士の両者が分離の際に不安を感じることがある。
　特に、作業療法士との関係終結の必要性を頭では理解していても、いざ退院となると作業療法士から見捨てられたように感じる場合も少なくなく、新しい環境へ移ることや新しい課題への不安が生じる。その結果、睡眠が不十分になって生活リズムが崩れ、行動に落ち着きがなくなって精神症状が再燃してしまい、社会復帰への試みが破綻することもある。一方、作業療法士側も、自分と患者との関係が患者にとって有効なものであったかどうか、あるいは本当に患者が新しい環境で課題に取り組んでいけるのかと疑い、不安になる場合がある。

基本的なことであるが、患者の話をよく聞いて不安の原因を把握し、解決が可能なことについてともに取り組んでいくことが大切である。

退院後の生活を考えた作業療法士の支援

退院後、当然のことながら病院と患者との関係は変化する。病棟でなじんだ人々とのかかわりはほとんどなくなり、代わって外来看護師やデイケアの作業療法士、あるいは精神保健福祉士や訪問看護師、保健師などとのかかわりが中心になってくる。あるいは、まったく別の医療機関とのかかわりがはじまる場合もある。

誰でもなじんだ環境から新しい場所に移り、そこに新しいかかわりを築いていくのは大変である。また、発病前と同じ環境での生活によるストレスで、精神状態が不安定になるなどの混乱をまねく場合もあり、通院治療も中断しやすい。

そうしたことへの対策として、退院後もなじみのある病院などに併設されているショートケア、デイケア、ナイトケア、デイナイトケアなどを活用し、環境変化を徐々に進めていく方法をとることもある。これらの施設へ、一定の計画に基づいて、一定時間通い、治療を行う。つまり、入院治療と外来治療をつなぐ施設である。

これらの施設は、

- 人間関係がうまくいかないので、人と接することを避けている
- 社会参加をしたいけれど勇気が出ない
- これから自分が何をしていけばよいのかわからない

といった人を受け入れている。

ちなみに、2013（平成25）年4月1日に障害者総合支援法が施行され、通院医療に要した費用の自己負担については、原則として医療費の1割負担（世帯の所得水準などに応じ上限額あり）がある。

ショートケア

通院医療の一形態で、3～4時間施設に滞在して各種の治療を受けることができ、作業活動を行うこともできるが、食事の提供はない。

デイケア

　精神科の施設で行われるデイケアは、精神障害の回復をはかるために各種の医学的治療を必要とする人が、昼間は精神科の施設において通常の外来診療と併用して集団精神療法、作業療法、レクリエーション活動、創作活動、生活指導、療養指導などを受け、夜は自宅に戻って休むというシステムである。

　医師の指導のもとに作業療法士、看護師、精神保健福祉士、臨床心理士などからなる一定の医療チームが、昼間の一定時間（6時間程度）かかわり、週4〜5日実施される。

　特にデイケアには、患者が日中安心して過ごせる場所という意味がある。そこは、単に「居る」というだけでなく、同じ悩みをもつ仲間が集うことによって、孤立しがちな生活を改善し、意欲を向上させる効果も期待される。

デイケアの導入

　医師の診察後、デイケア処方箋を受けてから、作業療法士（心理療法士）が患者と面接し、その後実際に見学または体験した後で本格的に導入する。

対象者

- 家に閉じこもりがちで、生活が不規則になる人
- することがなく、何となく1日が過ぎてしまう人
- 仕事に就きたいが、自信がもてない人
- 人とのつきあいが不得手で、友達がなかなかできない人
- 他者とのかかわりを避けて1人で過ごす人　など

デイケア（通所）の目的

　精神疾患の再発・入院の予防のため、

- 生活の場（作業療法などに参加し、昼食を食べて1日過ごす）
- 治療・訓練の場（生活のリズムを整える、自信をつける、人との付き

合い方を学ぶなど）
- 趣味の拡充（家庭ではできないスポーツやもの作りをする）
- 一時的に休息する場
- 家庭以外の居場所、行き場所

などの役割を果たす。

ナイトケア

昼間は作業所や学校に通い、夜間に一定時間、計画に基づく治療を進めるのがナイトケアである。入浴、夕食を提供する場合もある。

社会復帰にあたっての具体的な支援の内容

患者の社会復帰（企業、作業所など職場での就労など）が具体的になってきた場合、作業療法士は、

①患者の作業場面における評価

②作業療法での問題点

③改善した点

④作業能力

⑤問題点への対処方法

⑥患者が困ったときに患者を安定させる対処方法

などを他職種（作業療法士と同じ施設内のデイケアスタッフだけでなく、就労先の職員や地域の福祉関連職員など）に伝える。

それらの情報は、社会復帰後の患者の行動を推測するうえで参考になる。そして、医療チームとして、

①患者の精神障害の程度

②日常生活に及ぼしている影響

③社会生活を送るうえでの全体的な能力

④本人の意向

などを考慮に入れ、社会復帰後の生活のあり方について検討する。

終わりに―精神科作業療法の将来展望

　近年、統合失調症およびうつ病などの精神疾患に対する薬物療法の進歩には目を見張るものがある。それに伴って進められている早期の強力な治療、そして早期退院、その後の通院治療の継続という医療の方向性が今後変わることはないと考えられる。

　ただし、統合失調症やうつ病に罹患した患者のなかには、早期の適切な薬物療法によって急性期を脱しても、その陰性症状（意欲の低下など）によって、退院して自宅で生活したり就労したりすることが難しい人も多い。こうした障害を補い、社会復帰の促進をはかるのがリハビリテーションであり、作業療法士も、まさにこの「リハビリテーション」の観点から治療に取り組んでいるのである。

　ちなみに、これまでの作業療法においては、作業療法士の評価で抽出された問題点を改善することに重点がおかれていたが、最近では障害を抱えつつも、「できる部分」や「よいところ」、つまり肯定的な側面を積極的に見出していくことの重要性が指摘されてきている。また、近年注目されている生活の質（QOL）の尊重も欠くことのできない要素である。

　特に統合失調症の回復期、社会復帰に向けての準備段階に入ったときは、各医療職が連携し、お互いがもっている情報を持ち寄ってできるだけ早期にカンファレンスの場をもち、社会復帰後の方針を確立することが重要になってくる。その際、作業療法士は患者の作業場面における行動を他の医療職に伝えることになるが、その情報は患者の社会復帰後の行動を予測するうえで参考になる。

　また、たとえば、患者が社会で生活をしていくときに、家族や職場の人に助言して、周囲の理解が得られるようにする活動や、住居・福祉などの生活上必要なものへの準備や助言など環境の調整も医療者側の仕事である。

　今後は、そうした視点を含めて作業療法を進めていくことが、作業療法士一人ひとりに求められる役割となっていくであろう。

【参考文献】

・秋元波留夫, 山口成良編. 神経精神医学 第2版, 創造出版；1998.

・朝田隆, 中島直, 堀田英樹. 精神疾患の理解と精神科作業療法 第2版, 中央法規出版；2012.

・臺弘. 分裂病の治療覚書. 創造出版；1991.

・加藤伸勝, 竹村堅次, 鈴木明子編. 作業療法—心身障害に対するアプローチ（上）. 創造出版；1990.

・上島国利監修. 精神科臨床ニューアプローチ4 統合失調症と類縁疾患. メジカルビュー社；2005.

・坂田三允総編集. 精神看護エクスペール第6巻 救急・急性期Ⅰ—統合失調症. 中山書店；2004.

・坂元薫. うつ病の誤解と偏見を斬る. 日本評論社；2014.

・砂原茂一. リハビリテーション. 岩波書店；1980.

・精神障害者職業リハビリテーション研究会. 精神障害者の処遇と就労に関する研究, 平成2年度調査研究報告書2, 労働省・日本障害者雇用促進協会；1992.

・高橋清久監修. 朝田隆編. セカンドオピニオン—精神分裂病／統合失調症 Q&A. 医学書院；2002.

・高橋三郎・大野裕監訳, 染矢俊幸ほか訳. DSM-5精神疾患の診断・統計マニュアル. 医学書院；2014.

・融道男ほか監訳. ICD-10精神および行動の障害—臨床記述と診断ガイドライン. 新訂版. 医学書院；2005.

・日本うつ病学会 気分障害の治療ガイドライン作成委員会. 日本うつ病学会治療ガイドライン Ⅱ. うつ病（DSM-5）／大うつ病性障害 2016. 日本うつ病学会；2016.

・日本作業療法士協会監修. 作業療法学全書 改訂第3版 第5巻 作業治療学2 精神障害. 協同医書出版社；2010.

・日本作業療法士協会. 作業療法ガイドライン（2012年度版）. 日本作業療法士協会；2013.

・早坂友成・稲富宏之編：うつ病の作業療法. 医歯薬出版：2013.

・堀田英樹. うつ病に対する作業療法の考え方—精神症状・状態像の理解に基づいた臨床の展開. 作業ジャーナル 2008；42：125-130.

・町山幸輝, 樋口輝彦編. 精神分裂病はどこまでわかったか. 星和書店；1992.

・松下正明総編集, 井上新平, 堀田直樹編. 臨床精神医学講座 第20巻 精神科リハビリテーション・地域精神医療. 中山書店；1999.

・松下正明総編集, 中根允文ほか編. 臨床精神医学講座 第2巻 精神分裂病Ⅰ. 中山書店；1999.

・松下正明総編集, 中根允文ほか編. 臨床精神医学講座 第3巻 精神分裂病Ⅱ. 中山書店；1997.

・宮内勝. 分裂病と個人面接. 金剛出版；1996.

索　引

あ

アイロンビーズ　117
アカシジア　10, 85
アキネジア　85
悪性症候群　85
亜昏迷　11
アミトリプチリン　104, 105
アモキサピン　105
アリピプラゾール　99, 100, 102
アルプラゾラム　105
アンビバレンツ　7

い

医師　28
維持期　5, 95, 96
易刺激性　8
一次妄想　13
易疲労感　13
イミプラミン　105
意欲　13
意欲亢進　9
医療観察制度　137
陰性症状　19
陰性転移　93
インテーク面接　40

う

ウェクスラー成人知能検査　61
うつ病　4, 12, 22, 23, 27
　　――作業療法　94
　　――に対する薬物療法　103
　　――による精神症状　12
　　――の診断基準　22
運動心迫　9

え

エスシタロプラム　105
エチゾラム　105
嚥下困難　84
塩酸セルトラリン　105

お

オキサゾラム　105
おっくう感　13
オランザピン　99, 100

か

絵画統覚検査（TAT）　62
回復期　3, 5, 69, 73, 95, 96
仮性認知症　13
カタレプシー　10
看護師　29
観察　59
感情転移　93
感情鈍麻　7

き

危険物　89
希死念慮　12
キニジン様作用　104
気分障害　22
気分変調症　25
逆転移　93
急性期　2, 4, 68, 69, 94, 95
急性ジストニア　85
休息期　69
強迫観念　11
強迫行為　10
興味　13
拒絶症　10
虚脱期　69
虚脱状態　69
拒薬　99, 102
緊張型　19
緊張病性興奮　9
緊張病性昏迷　11

く

クエチアピン　99, 100
クロキサゾラム　105
クロスステッチ　118
クロチアゼパム　105
クロミプラミン　104, 105
クロルジアゼポキシド　105
クロルプロマジン　100

け

幻覚　6, 87
言語的交流　82
顕在性不安尺度　61, 62
幻視　6

幻臭　6
幻触　6
幻聴　6, 87
幻味　6

こ

後遺症状　156, 157
抗うつ薬　105
口渇　85
抗幻覚・妄想作用　98
抗コリン作用　99, 104
抗精神病薬　98～100
　　――の副作用　84
考想察知　9
考想奪取　9
考想伝播　9
肯定的側面　66, 152
行動制限　90
抗パーキンソン薬　98
抗ヒスタミン作用　104
抗不安薬　105
興奮　9
語唱　11
誇大妄想　14
言葉のサラダ　7
コミュニケーション技能　151
昏迷　11

さ

罪業妄想　14
催眠・鎮静作用　98
作業活動　64, 76
作業能力　64
作業面接　40
作業療法　2, 32, 68
作業療法計画　68, 144
作業療法士　2
作業療法士-患者関係の終結　169
作業療法室　79, 91
作業療法処方箋　34
作業療法評価　32
作為体験　9
刺し子　117
残遺型　19
三環系抗うつ薬　104, 105

175

し

ジアゼパム　105
自我　8
ジグソーパズル　107, 119
「刺激-反応」の視点　70
思考吹入　9
思考制止（思考抑制）　13
持効性注射剤　99
思考途絶　7
思考滅裂　7
事故防止　142
自殺　12
自傷　88
シゾフレニア　16
質問紙法　61, 62
自発性欠乏　10
社会機能　159
社会的入院患者　156
社会復帰　172
集団活動　138, 141
終末期　69
就労　164, 166
就労支援　164
手工芸　135
循環器症状　85
障害者総合支援法　166, 170
障害年金　166
焦燥感　12
情動　12
情動易変　8
常同運動　11
衝動行為　88
常同姿勢　11
常同症　11
情報収集　35, 36, 43
消耗期　69
ショートケア　170
食欲　15
書道　147
自律神経症状　84
人格検査　61
新型うつ病　26, 27, 103, 130
心気妄想　14
振戦　85
身体不定愁訴　15

心理検査　61

す

錐体外路症状　85, 98
睡眠障害　15
スポーツ活動　140
スルトプリド　100
スルピリド　100, 104

せ

生活活動　59
生活期　69
精神運動興奮　9
精神障害者保健福祉手帳　154
精神症状　6, 86
精神保健福祉士　30
性ホルモン異常　85
セロトニン1A部分作動薬　105
セロトニン・ノルアドレナリン
　再取込み阻害薬（SNRI）　103
全身状態　44
選択的セロトニン再取込み阻害薬
　（SSRI）　103

そ

ゾテピン　100

た

退院　151, 161
退院後の生活　151, 159, 170
体感幻覚　6
退行　116
他害　88
多元受容体作用抗精神病薬　99
多面体作り　106
単一性意識　9
単純型　19
緘通　109
タンドスピロン　105

ち

チーム医療　28
知能検査　61
遅発性ジスキネジア　85
チミペロン　100

長期入院患者　3, 156
　――の社会復帰　159
調理　118

て

デイケア　171
定型抗精神病薬　98
ディスチミア親和型うつ病　27
デュロキセチン　105

と

投影法　61, 62
統合失調症　16
　――作業療法　68
　――との鑑別が必要な疾患　16
　――に対する薬物療法　98
　――による精神症状　6, 18
　――の再燃　21
　――の診断基準　17
　――の病型分類　19
　――の予後　20
統合失調症患者　68
逃避型抑うつ　27
ドスレピン　105
トラゾドン　105
トリヘキシフェニジル　99
トリミプラミン　105

な

内因性うつ病　23
ナイトケア　172

に

二次妄想　13
二重身体験　9
日内変動　12
入院生活　156

ぬ

塗り絵　120

ね

眠気　85
ネモナプリド　100

の

能動意識　8
ノルアドレナリン作動性・特異
　的セロトニン作動性抗うつ薬
　（NaSSA）　103

は

パーキンソン病様症状　84
徘徊　11
排尿障害　85
破瓜型　19
パズル　135
パリペリドン　102
パロキセチン　105
ハロペリドール　99, 100, 102

ひ

ビーズ手芸　125
被影響性　10
被害妄想　14
非言語的コミュニケーション　71
微小妄想　14
非定型うつ病　25, 103
否定的側面　66, 152
ビネー式知能検査　61
ピパンペロン　100
ビペリデン　99
ピモジド　100
憑依体験　9
描画（HTP）テスト　61, 62
病識　77
病的体験　86
貧困妄想　14

ふ

不安　12, 87
賦活作用　98
賦活症候群　104
副作用　84, 85
副作用止め　98
フルジアゼパム　105
フルタゾラム　105
フルフェナジン　100, 102
フルボキサミン　105
プロペリシアジン　100

ブ

ブロマゼパム　105
プロメタジン　99

へ

ペルフェナジン　100
ペロスピロン　99, 100
ベンゾジアゼピン系　103, 105
便秘　85
ベンラファキシン　105

ま

マプロチリン　104, 105

み

ミアンセリン　104, 105
未熟型うつ病　27
水薬　99
水中毒　85
ミネソタ多面人格目録（MMPI）
　61, 62
ミルタザピン　105
ミルナシプラン　105

め

メダゼパム　105
メランコリー親和型うつ病　23
面接　40
　——の記録　48
　——の進め方　43
　——場面での作業療法士の心得
　　42

も

妄想　7, 13, 87
妄想型　19
木工　149
問題点　153

や

薬剤師　30
薬物療法　103
矢田部 - ギルフォード（Y-G）性
　格検査　61, 62

よ

陽性症状　18
陽性転移　93
抑うつ気分　12
欲動　13
予防期　69
四環系抗うつ薬　104, 105

り

理学療法士　30
離人症　8
リスペリドン　99, 100, 102
流涎　84
両価感情　7
臨界期　69
臨床心理士　29

れ

レボメプロマジン　99, 100

ろ

ロールシャッハテスト　61, 62
ロフェプラミン　105
ロフラゼプ酸エチル　105
ロラゼパム　105

ギリシャ文字

a アドレナリン作用　104

欧文

NaSSA　105
P-F スタディ　62
SNRI　105
SSRI　104, 105
Zung 式自己評価抑うつ尺度表　24

著者
堀田英樹（ほりた　ひでき）
1967 年 富山県出身

略歴
1992 年　東京大学医学部附属病院、金沢大学医学部保健学科、国立精神・神経センター武蔵病院（精神障害領域担当）、国立療養所東京病院 附属リハビリテーション学院、国立精神・神経センター武蔵病院（身体障害領域担当）、国立病院機構 下総精神医療センター、国立病院機構 さいがた医療センターを経て、2016 年より国際医療福祉大学成田保健医療学部、現在に至る

中山書店の出版物に関する情報は，小社サポートページを御覧ください．
https://www.nakayamashoten.jp/support.html

統合失調症・うつ病の作業療法の進め方

2018 年 8 月 8 日　初版第 1 刷発行 ©　　　　　　〔検印省略〕

著者 ——— 堀田　英樹
発行者 ——— 平田　直
発行所 ——— 株式会社 中山書店
　　　　　〒112-0006　東京都文京区小日向 4-2-6
　　　　　TEL 03-3813-1100（代表）　振替 00130-5-196565
　　　　　https://www.nakayamashoten.jp/
本文デザイン・
印刷・製本 ——— 株式会社 Sun Fuerza

Published by Nakayama Shoten Co., Ltd.　　　　　Printed in Japan
ISBN978-4-521-74606-7
落丁・乱丁の場合はお取り替え致します

本書の複製権・上映権・譲渡権・公衆送信権(送信可能化権を含む)は
株式会社中山書店が保有します．

JCOPY 〈(社)出版者著作権管理機構　委託出版物〉
本書の無断複写は著作権法上での例外を除き禁じられています．
複写される場合は，そのつど事前に，(社)出版者著作権管理機構（電話 03-3513-6969，
FAX 03-3513-6979，info@jcopy.or.jp）の許諾を得てください．

本書をスキャン・デジタルデータ化するなどの複製を無許諾で行う行為は，著作権法上での限られた例外（「私的使用のための複製」など）を除き著作権法違反となります．なお，大学・病院・企業などにおいて，内部的に業務上使用する目的で上記の行為を行うことは，私的使用には該当せず違法です．また私的使用のためであっても，代行業者等の第三者に依頼して使用する本人以外の者が上記の行為を行うことは違法です．